EL CORAZÓN
DE LAS MUJERES

Dra. Antonia Sambola Ayala

EL CORAZÓN
DE LAS MUJERES

Todo lo que necesitas saber
para cuidar tu salud cardiovascular

la esfera de los libros

Primera edición: octubre de 2025

© Antonia Sambola Ayala, 2025
© La Esfera de los Libros, S. L., 2025
Avenida de San Luis, 25
28033 Madrid
Tel. 91 443 50 00
www.esferalibros.com

ISBN: 978-84-1094-140-3
Depósito legal: M. 15.710-2025
Fotocomposición: Creative XML, S.L.U.
Impresión y encuadernación: Cofás
Impreso en España-*Printed in Spain*

Índice

PARTE II
EL CICLO HORMONAL Y SU INFLUENCIA EN EL CORAZÓN DE LA MUJER

PARTE IV
CÓMO APRENDER A ESCUCHAR
E INTERPRETAR TU CORAZÓN

PARTE V
PREVENCIÓN, DEFENSA Y EMPODERAMIENTO

Preámbulo

Este libro está escrito para ti desde el corazón. A lo largo de toda mi trayectoria profesional como cardióloga, y también en mi faceta más personal, me he encontrado con muchísimas mujeres que me han consultado por problemas cardiológicos, algunos leves y otros muy graves. Desde la amiga o conocida que me consultaba por palpitaciones que no le dejaban dormir hasta aquella paciente joven a la que le habían recetado antidepresivos y ansiolíticos por taquicardia, y lo que tenía era una enfermedad valvular que requería intervención quirúrgica. En ocasiones, el diagnóstico había sido omitido, otras veces era erróneo o llegaba demasiado tarde. En un número importante de casos, su consulta no había sido tomada en cuenta por otros médicos, con la consiguiente frustración y menoscabo para la salud, a veces, con consecuencias nefastas.

Estas observaciones me llevaron a concienciarme de la importancia de dar visibilidad a la enfermedad cardiovascular en la mujer. El camino recorrido no ha sido fácil. Durante mucho tiempo he tenido la sensación —y aún ahora la sigo teniendo— de que se trata de un tema poco valorado y reconocido entre los estamentos médicos. Un tema que ha sido considerado menor, de segunda fila, y que, sin embargo, requiere de toda la atención posible por las implicaciones para la salud que tiene en casi el 50 por ciento de la población mundial: las mujeres.

En este libro, pretendo aportar la información necesaria para conocer cuáles son las principales diferencias de la enfermedad cardiovascular entre hombres y mujeres, también de forma específica de algunas patologías concretas, cómo podemos conseguir que se nos escuche, cómo aprender a consultar y cómo debemos cuidarnos para lograr una adecuada prevención y evitar que la enfermedad aparezca en nuestras vidas. El libro recoge algunos casos reales de pacientes en los que otras mujeres pueden verse reflejadas, así como recomendaciones específicas para disfrutar de un estilo de vida saludable.

Introducción

La epidemia silenciosa: por qué las enfermedades cardíacas son la principal causa de muerte en mujeres

Durante décadas, se ha considerado que la enfermedad cardio-vascular era una enfermedad «de hombres», porque afecta a más varones que a mujeres, y, además, a ellas les afecta una déca-da más tarde (edad media de 50 años en los hombres y de 60 años en las mujeres). Sin embargo, la enfermedad cardiovascu-lar es más dañina en las mujeres: en hombres, la enfermedad cardiovascular representa el 26 por ciento de todas las muertes, mientras que es la primera causa de muerte de las mujeres en el mundo. De hecho, se calcula que el 35 por ciento de muertes de mujeres se debe a una afección cardíaca. En España, en el año 2021 murieron un 6 por ciento más de mujeres que hombres por enfermedad cardiovascular.

La mayor mortalidad cardiovascular en las mujeres se debe, en gran parte, a una menor concienciación tanto entre la pobla-ción femenina como entre los profesionales sanitarios sobre el riesgo real de enfermedad cardiovascular en este grupo. Esta falta de percepción conlleva un retraso en la consulta médica, lo que se traduce en diagnósticos y tratamientos más tardíos en comparación con los varones. Asimismo, la presentación de múltiples factores de riesgo cardiovascular supone un peor pronóstico para la mujer, además de afrontar más desigualdades socioeconómicas que los hombres que pueden inferir en el acceso a la salud.

Por otra parte, la brecha de género en el diagnóstico y tratamiento de la enfermedad cardiovascular en la mujer conlleva significativos costes económicos y sociales. Se estima que esta desigualdad supone un coste de 9.000 millones de euros en España, lo que equivale al 0,8 por ciento del PIB.

La medicina moderna se ha basado durante décadas en el modelo masculino como norma. Los ensayos clínicos tradicionalmente excluían a mujeres o no analizaban los resultados por sexo. Esto llevaba a diagnósticos, tratamientos y protocolos que no contemplaban las diferencias biológicas y hormonales de las mujeres.

La brecha de género: la detección, el diagnóstico, el tratamiento y la investigación

La desigualdad histórica a la que se han enfrentado las mujeres ha afectado también a la manera de abordar sus afecciones médicas.

- **Desigualdades en el diagnóstico y tratamiento**
  Las mujeres son objeto de menos pruebas diagnósticas, menos derivaciones al especialista y tratamientos menos agresivos, aunque presenten síntomas similares o incluso más graves que los hombres. El problema se agudiza en ciertas enfermedades, como las cardio-

vasculares, porque algunos síntomas son diferentes en las mujeres, y al compararlos con los de los hombres terminan por ser malinterpretados o minimizados.

- **Infrarrepresentación en la investigación**
  Las mujeres han estado infrarrepresentadas en la investigación básica, clínica y traslacional (te hablaré de ello en profundidad más adelante, en el capítulo 2, «La enfermedad cardiovascular, infradiagnosticada en las mujeres»). Además, la investigación de enfermedades específicas femeninas (como la endometriosis y las enfermedades cardiovasculares en mujeres jóvenes), así como de otras condiciones exclusivas de este sector de población (por ejemplo, la menopausia), han recibido poca financiación y atención.

- **Desconocimiento de los determinantes sociales y de género**
  La medicina ha ignorado en gran parte que el género, el rol social, la pobreza, la violencia o la sobrecarga de cuidados afectan a la salud de las mujeres, lo que limita una visión integral de su salud física y mental.

- **Falta de formación con perspectiva de género**
  La mayoría de los planes de estudio médicos no incluyen formación en salud con perspectiva de género. Esto perpetúa estereotipos (por ejemplo, «las mujeres exageran los síntomas») y diagnósticos erróneos (como sobrediagnóstico de ansiedad o infradiagnóstico de dolor o enfermedad coronaria).

- **Desigualdad en el acceso y trato**
  Las mujeres, especialmente las que pertenecen a minorías étnicas o cuentan con bajos recursos, enfrentan mayores barreras de acceso, violencia obstétrica y discriminación institucionalizada.

- **¿Cómo podemos superar estas desigualdades?**
  - Con investigación y políticas con enfoque sexo-género.
  - Con una participación equitativa de mujeres en ensayos clínicos.
  - Mediante formación médica con perspectiva de género.
  - Por el reconocimiento de las mujeres como expertas de su cuerpo y experiencia.
  - Con liderazgo femenino en salud.

Objetivos del libro: concienciar, empoderar a las lectoras, promover el cambio

Este libro nace con una misión clara: poner en el centro la salud cardiovascular de las mujeres, un ámbito históricamente invisibilizado tanto en la investigación como en la práctica clínica. Sus objetivos fundamentales son:

1. **Concienciar.** El libro pretende sensibilizar a las lectoras —y a la sociedad en general— sobre los riesgos específicos que enfrentan las mujeres en distintas etapas de su vida (desde que se inicia la menstruación hasta la menopausia) y cómo influyen en su salud cardiovascular.

2. **Empoderar,** es decir, proporcionar a las mujeres herramientas comprensibles, basadas en evidencia científica, para que puedan tomar decisiones informadas sobre su salud. La idea es fomentar la autonomía en el autocuidado, promover la detección temprana de síntomas y reforzar la capacidad de diálogo con los profesionales de la salud.

3. **Promover el cambio.** Este libro quiere inspirar una transformación tanto a nivel individual como colectivo: a nivel personal, promoviendo hábitos de vida cardiosaludables adaptados a la realidad de las mujeres; a nivel social y sanitario, llamando a la acción para eliminar las brechas de género en prevención, diagnóstico, tratamiento e investigación en cardiología. Asimismo, interpela a los profesionales de la salud, gestores y responsables políticos para que incorporen una perspectiva de género en todas las estrategias de salud cardiovascular.

En resumen

Este volumen pretende concienciar y empoderar a las lectoras, y también a los lectores que aman a las mujeres, para promover el cambio en el cuidado de la salud cardiovascular de la mujer.

PARTE I
LA VERDAD OCULTA

1

El corazón de la mujer no es solo más pequeño

Diferencias anatómicas y fisiológicas entre sexos

En las mujeres, el corazón y los vasos sanguíneos suelen ser más pequeños que en los hombres. El corazón de las mujeres puede pesar un 15 por ciento menos, tener un 20 por ciento menos de volumen y sus arterias coronarias, un 25 por ciento menos de diámetro. Estas diferencias de tamaño pueden afectar a la forma en que se desarrollan las enfermedades cardiovasculares y la respuesta al tratamiento.

Sin embargo, las mujeres, aunque suelen tener menos estatura y peso, no son «hombres pequeños», sino que tienen diferencias estructurales, biológicas y hormonales que las caracterizan.

Estas diferencias influyen en las manifestaciones de las enfermedades cardiovasculares, a veces con resultados opuestos entre hombres y mujeres. En general, la influencia del sexo biológico en las manifestaciones de enfermedad cardiovascular suele favorecer a las mujeres, como la relativa protección contra la enfermedad coronaria obstructiva en mujeres premenopáusicas o las diferencias en los cambios que sufre el corazón cuando presentan insuficiencia cardíaca en comparación con los hombres.

Por el contrario, los factores relacionados con el género, como una mayor prevalencia de ansiedad en mujeres con enfermedad cardiovascular, una mayor asociación entre el estrés mental y las manifestaciones de la enfermedad en mujeres, una comunicación deficiente con los profesionales sanitarios, la falta de consideración de la fisiopatología específica de cada sexo y género en la investigación médica y la escasa representación de la población femenina en el desarrollo de fármacos afectan más negativamente a las mujeres que a los hombres.

Los procesos biológicos de tratamiento tanto farmacológicos como no farmacológicos (alimentación y ejercicio físico) afectan de forma diferente a mujeres y hombres.

Las diferencias en la masa corporal, distribución de la grasa, tamaño de los órganos (corazón y riñones más pequeños), liberación de hormonas y generación de fuerza y relajación del músculo del corazón provocan efectos distintos en la mujer que en un hombre con la misma «dosis» de tratamiento «recetada» para un mismo diagnóstico. Por otra parte, la absorción y metabolismo de los medicamentos es diferente en los hombres que en las mujeres. Estas diferencias pueden tener consecuencias importantes para la mujer, como una mayor incidencia de efectos adversos con el uso de medicamentos.

Influencias hormonales en la salud cardiovascular

Las influencias hormonales en la salud cardiovascular son fundamentales para entender las diferencias entre sexos en la prevalencia, presentación clínica, progresión y respuesta al tratamiento de enfermedades cardiovasculares.

Hormonas femeninas (estrógenos) y el corazón

Los estrógenos son hormonas femeninas que, durante la etapa fértil, ejercen un efecto protector sobre el corazón. Entre sus principales beneficios cardiovasculares destacan:

- Aumentar el colesterol bueno (HDL) y reducir el colesterol malo (LDL).
- Mejorar la función de los vasos sanguíneos, favoreciendo su dilatación y manteniéndolos flexibles.
- Disminuir la inflamación y el estrés oxidativo, dos procesos que dañan las arterias.
- Contribuir al control de la presión arterial.

Este efecto protector disminuye tras la menopausia, cuando los niveles de estrógenos caen. Como consecuencia, aumenta el riesgo de enfermedades cardiovasculares en las mujeres, como veremos a lo largo de este libro.

2

La enfermedad cardiovascular, infradiagnosticada en las mujeres

La enfermedad cardiovascular sigue siendo la principal causa de muerte de las mujeres en Europa y en el mundo. Según el informe 2021 de la European Society of Cardiology (ESC), las mujeres representan el 45 por ciento de las muertes por esta causa en Europa frente al 39 por ciento de los hombres. A pesar de esto, su riesgo sigue siendo subestimado, infradiagnosticado y menos tratado que en los hombres.

¿Por qué las mujeres tienen peor diagnóstico y pronóstico?

- **Síntomas diferentes y poco conocidos**
  Pueden experimentar síntomas menos «clásicos» durante un infarto, además del dolor en el pecho, como:

  o Dolor mandibular, cuello o espalda.
  o Náuseas, vómitos o fatiga extrema.
  o Disnea (falta de aire).
  o Sensación de muerte inminente.

Esto retrasa la búsqueda de atención médica o la sospecha de un evento cardiovascular.

- **Menor derivación a urgencias o cardiología**
  Los estudios muestran que a las mujeres se les realiza menos frecuentemente electrocardiogramas (ECG), cateterismos o angioplastias que a los hombres cuando acuden al médico con síntomas compatibles con infarto.

- **Infrarrepresentación en ensayos clínicos**
  A lo largo de décadas, las mujeres han estado menos representadas en los ensayos clínicos de tratamientos cardiovasculares, lo que ha limitado el conocimiento específico sobre cómo responden a ciertos fármacos o intervenciones.

Mitos frecuentes que inciden en la atención de las mujeres

La creencia tradicional de que la enfermedad cardíaca se manifiesta del mismo modo en todas las personas ha dado lugar a los siguientes mitos:

- **Mito 1. «Las enfermedades del corazón afectan más a los hombres»**
  Realidad: en Europa, las enfermedades cardiovasculares son responsables del 46 por ciento de todas las muertes de mujeres, frente al 38 por ciento de hombres. En España, mueren un 6 por ciento más de mujeres que de hombres por enfermedad cardiovascular.

- **Mito 2. ¿Síntomas «atípicos» en el diagnóstico?**
Realidad: no son «atípicos». Son típicos en mujeres, pero infrarrepresentados en la enseñanza médica, la investigación y la percepción pública.

  Durante décadas, los síntomas «clásicos» del infarto se definieron según la experiencia de hombres: dolor opresivo en el pecho que irradia al brazo izquierdo, sudoración, etc. Sin embargo, las mujeres pueden experimentar síntomas diferentes, como veremos a lo largo del libro. Estos síntomas no son «atípicos»; son típicos en mujeres. Pero al no coincidir con los patrones tradicionales se infradiagnostican, lo que provoca retrasos en el tratamiento y en un peor pronóstico.

  En conclusión, hablar de síntomas «atípicos» perpetúa el sesgo. Debemos cambiar el lenguaje y ampliar el conocimiento sobre cómo se manifiestan los eventos cardiovasculares en las mujeres.

- **Mito 3. «Soy joven, no tengo riesgo»**
Realidad: las tasas de infarto están aumentando en las mujeres jóvenes (menores de 55 años), especialmente por el estrés crónico, el tabaquismo y complicaciones obstétricas como preeclampsia o diabetes gestacional.

- **Mito 4. «Los controles ginecológicos ya cubren mi salud general»**
Realidad: el control de la salud cardiovascular (presión arterial, colesterol, glucosa, función cardíaca) debería formar parte de los chequeos rutinarios, sobre todo después de los 40 años o tras la menopausia.

Datos clave sobre el impacto de la enfermedad cardiovascular en mujeres

La experiencia de las últimas décadas ha aportado valiosos conocimientos para un replanteamiento eficaz de los cuidados cardíacos de la mujer:

- Las mujeres tienen un mayor riesgo de morir después de un infarto que los hombres.
- El infarto en mujeres suele estar infradiagnosticado o mal clasificado como ansiedad, problemas digestivos o dolor muscular.
- Enfermedades como la disfunción microvascular (angina sin obstrucción coronaria visible) afectan más a las mujeres que a los varones y son difíciles de diagnosticar sin estudios especializados.
- Necesitamos más información, porque conseguirla implicaría más salud. Visibilizar las diferencias en enfermedad cardiovascular entre mujeres y hombres no es una cuestión de moda ni de ideología, sino de equidad y ciencia. La salud del corazón también es un tema de mujeres.

PARTE II
EL CICLO HORMONAL Y SU INFLUENCIA EN EL CORAZÓN DE LA MUJER

3

De la pubertad al embarazo: ¿cómo influyen las hormonas en el corazón de la mujer?

Qué incidencia tienen la pubertad y la historia reproductiva en el riesgo de enfermedad cardiovascular

Desde la adolescencia, las mujeres experimentan cambios hormonales cíclicos que afectan no solo a la fertilidad y al estado de ánimo, sino también al corazón y a los vasos sanguíneos. Entender esta conexión es clave para cuidar la salud desde jóvenes.

La pubertad y la primera menstruación

La pubertad marca el inicio de la vida reproductiva. El cuerpo comienza a producir estrógenos, las hormonas que regulan el ciclo menstrual. La primera menstruación (la menarquia) suele ocurrir entre los 10 y 14 años.

Ciclos regulares: más que fertilidad, un signo de salud

Tener ciclos menstruales regulares indica que el cuerpo está funcionando bien. En cambio, los retrasos frecuentes, la ausencia de menstruación o los ciclos muy irregulares pueden ser señal de un desequilibrio hormonal que también afecta al corazón.

Anticonceptivos hormonales: ¿afectan al corazón?

Millones de mujeres toman anticonceptivos combinados (que tienen estrógeno y progesterona). En general, son seguros, pero no todas las mujeres tienen el mismo riesgo cardiovascular. Si eres joven, no fumas y no tienes antecedentes familiares importantes, los anticonceptivos suelen ser seguros. Pero si tienes migrañas con aura, fumas o tienes obesidad, es importante consultar con el médico antes de usarlos, porque pueden aumentar el riesgo de coágulos y presión alta.

Anticoncepción segura en mujeres con enfermedades del corazón

Las mujeres en edad fértil que viven con una cardiopatía (como haber sufrido un infarto, tener una válvula artificial o estar anticoaguladas) necesitan cuidados especiales en salud reproductiva. Es fundamental contar con un método anticonceptivo que sea eficaz y seguro para su corazón.

Muchas mujeres con cardiopatías toman medicamentos, como anticoagulantes o antiagregantes (por ejemplo, aspirina o clopidogrel), que aumentan el riesgo de sangrado. Por eso, es importante evitar embarazos no planificados y reducir el riesgo de hemorragias menstruales abundantes.

¿Qué métodos anticonceptivos son los más recomendados?

Los métodos solo con progesterona son los más seguros para mujeres con problemas cardíacos:

- **Minipíldora de solo progestágeno.** Se toma diariamente y es bien tolerada.
- **Implante subdérmico de progesterona.** Se coloca bajo la piel del brazo con anestesia local y dura hasta 3 años.
- **Dispositivo intrauterino con progesterona.** Reduce el sangrado menstrual y ofrece protección entre 3 y 5 años. En algunos casos, para colocar el dispositivo intrauterino (DIU) puede ser necesario usar una leve sedación, especialmente si hay riesgo de mareo o desmayo (reacción vagal), pero el procedimiento es seguro y ambulatorio.

¿Qué debes hacer si tienes una cardiopatía?

- Consulta con tu cardiólogo y tu ginecólogo: ambos deben trabajar juntos para elegir el mejor método para ti.
- No suspendas tratamientos sin consejo médico.
- Evita anticonceptivos que contengan estrógenos, ya que pueden aumentar el riesgo de coágulos.

Cuidar tu salud cardiovascular también incluye elegir un anticonceptivo que proteja tu corazón. ¡Toma decisiones informadas y con respaldo médico!

El embarazo, una «prueba de esfuerzo» para el corazón

Durante el embarazo, el corazón trabaja más: late más rápido y bombea más sangre para alimentar al bebé.

En la mayoría de los casos, este proceso es saludable. Pero en algunas mujeres el embarazo revela o desencadena problemas cardíacos que antes no se conocían.

Estas complicaciones no solo afectan al embarazo: aumentan el riesgo de enfermedad cardiovascular en el futuro.

Por eso es importante hacer controles de salud después del parto, aunque todo haya ido bien.

¿Y el número de embarazos?

Tener muchos embarazos seguidos puede hacer que al cuerpo le cueste recuperarse, especialmente si hay pocos meses entre uno y otro. Esto también puede influir en la salud cardiovascular con los años.

¿Qué puedes hacer tú?

- Conocer tu historia. ¿Tuviste reglas muy tempranas? ¿Embarazos complicados? ¿Ciclos irregulares? Todo eso importa.
- Consultar con tu médico, llevar un registro menstrual, contar tu historia reproductiva y valorar tus factores de riesgo cardiovascular.
- Adoptar hábitos saludables desde joven: alimentación, ejercicio, sueño, evitar el tabaco.
- Después del parto pedir una revisión de presión arterial, azúcar y colesterol, sobre todo si el embarazo tuvo complicaciones.

En resumen

La salud hormonal y reproductiva está íntimamente relacionada con la salud del corazón. Los cambios que ocurren desde la adolescencia hasta el embarazo dejan una huella en el cuerpo y reconocer esos factores permite prevenir enfermedades cardiovasculares antes de que aparezcan.

4

El corazón de las mujeres en edad fértil

Factores de riesgo cardiovascular en mujeres en edad fértil

Algunas condiciones hormonales que afectan solo a las mujeres también pueden aumentar el riesgo de enfermedades del corazón. Son factores menos conocidos pero muy importantes para cuidar la salud cardiovascular de la mujer.

1. Síndrome de ovario poliquístico

Afecta a entre el 8 y el 13 por ciento de las mujeres en edad fértil. Las mujeres con síndrome de ovario poliquístico (SOP) pueden tener:

- Desequilibrios hormonales.
- Resistencia a la insulina.

- Aumento de peso en el abdomen (obesidad central).
- Colesterol alto y presión arterial elevada.

Todas estas circunstancias aumentan el riesgo de enfermedades del corazón.

2. Insuficiencia ovárica prematura y otros trastornos con baja producción de estrógenos

Cuando los ovarios dejan de funcionar antes de los 40 años o hay un déficit hormonal (como en el hipogonadismo hipogo-nadotrópico), los niveles de estrógenos son bajos. Esto puede provocar las siguientes afecciones:

- Inflamación crónica.
- Deterioro de las arterias.
- Mayor riesgo de infarto y accidentes cerebrovasculares.

En estos casos, se puede recomendar terapia hormonal sus-titutiva si no hay contraindicaciones. Los estrógenos en parches o geles (vía transdérmica) tienen un efecto más favorable sobre el corazón que las pastillas orales.

3. Endometriosis

Se relaciona con exceso de estrógenos, que también puede influir en la salud cardiovascular. ¿Por qué?

- Provoca dolor crónico y estrés.
- Puede elevar la presión arterial.
- Afecta a la regulación del ritmo cardíaco.

Esta alteración del endometrio también aumenta el riesgo cardiovascular a largo plazo.

¿Qué hacer?

- Control personalizado: si tienes alguna de estas condiciones, es importante revisar tu salud cardiovascular regularmente.
- Estilo de vida saludable: mantener un peso adecuado, comer sano, hacer ejercicio y controlar el estrés.
- Consulta médica: habla con tu médico sobre el mejor plan para cuidar tu salud hormonal y cardiovascular.

Anticonceptivos hormonales y riesgo de trombosis. Lo que debes saber

Algunos anticonceptivos hormonales, especialmente los que combinan estrógenos y progestágenos (como muchas pastillas, parches o anillos vaginales), pueden aumentar ligeramente el riesgo de trombosis venosa, es decir, la formación de coágulos en las venas, que pueden llegar a ser peligrosos si se desplazan a los pulmones (embolia pulmonar).

Este riesgo es bajo en mujeres jóvenes y sanas, pero puede aumentar en ciertas situaciones:

- Si fumas, especialmente si tienes más de 35 años.
- Si sufres sobrepeso u obesidad.
- Si tienes antecedentes familiares de trombosis o trastornos de la coagulación.
- Si ya has padecido un episodio de trombosis.

Por eso, antes de iniciar la ingesta de un anticonceptivo hormonal, es importante hablar con un profesional de la salud. El médico evaluará tus factores de riesgo y te ayudará a elegir el método anticonceptivo más seguro y adecuado para ti.

Existen muchas opciones anticonceptivas y hay alternativas seguras incluso si tienes factores de riesgo. La elección debe ser siempre personalizada.

Cuidar tu salud también incluye escoger con información.

Sexo, género y salud cardiovascular

Si la desigualdad ha incidido negativamente en la prevención, detección y tratamiento de afecciones cardiovasculares de las mujeres, la tradicional discriminación padecida por la población trans ha repercutido también en el cuidado del corazón de estas personas. Pero empecemos por el principio: ¿qué diferencias existen entre sexo y género?

1. Sexo: la dimensión biológica

El sexo se refiere a las características físicas y biológicas que tradicionalmente se han utilizado para clasificar a las personas como masculinas o femeninas. Sin embargo, esta clasificación binaria no contempla la existencia de las personas intersexuales, que nacen con una combinación de características sexuales (cromosomas, gónadas, genitales, niveles hormonales) que no se ajustan a las definiciones típicas de masculino o femenino:

- Cromosomas: XX, típicamente femenino; XY, típicamente masculino, pero también existen otras combinaciones, como XXY, X0, entre otras.

- Hormonas sexuales: testosterona, estrógenos y progesterona están presentes en todos los cuerpos, aunque en diferentes proporciones.
- Intersexualidad: entre el 0,05 y el 1,7 por ciento de la población nace con rasgos intersexuales, comparable a la prevalencia del cabello pelirrojo.

2. Género: una construcción sociocultural

El género se refiere a los roles, comportamientos, actividades y atributos socialmente construidos que una determinada sociedad considera apropiados para hombres, mujeres en función del sexo asignado. A diferencia del sexo, que se basa en características biológicas y anatómicas, el género es un concepto sociocultural que influye en cómo las personas se identifican a sí mismas y cómo son percibidas y tratadas por los demás.

A lo largo del tiempo y en distintas culturas, lo que se considera «masculino» o «femenino» ha variado enormemente. Un ejemplo: en la Europa del siglo XIX, el color rosa era asociado con lo masculino y el azul, con lo femenino, algo que hoy se ha invertido en muchas culturas.

El género no es estático: cambia con el tiempo, entre culturas e incluso dentro de un mismo grupo social.

El género afecta a múltiples dimensiones de la vida, incluyendo el acceso a la educación, la participación laboral, la exposición a riesgos para la salud y el acceso a la atención médica. También puede influir en la forma en que los síntomas son reconocidos, diagnosticados y tratados por los profesionales de la salud.

En el ámbito de la salud y la investigación, es fundamental distinguir entre sexo (biológico) y género (sociocultural) para comprender de manera más precisa las desigualdades y diferencias en salud.

3. Identidad de género: la vivencia interna

La identidad de género es la autoidentificación profunda y persistente de una persona como hombre, mujer, ambos, ninguno u otra categoría. Esta identidad puede coincidir o no con el sexo asignado al nacer.

- Cisgénero: persona cuya identidad de género coincide con el sexo asignado al nacer.
- Transgénero: persona cuya identidad de género difiere del sexo asignado.
- No binaria, *queer*, agénero, binario, género fluido: términos que describen identidades fuera del binarismo.

4. Expresión de género: cómo se muestra el género

La expresión de género es la manifestación externa del género a través de vestimenta, gestos, voz, peinados, comportamiento y otros elementos visibles. No necesariamente refleja la identidad de género. Y puede cambiar en diferentes contextos sociales. Por ejemplo, un hombre cisgénero que usa ropa tradicionalmente «femenina» sin que eso implique una identidad de género diferente.

5. Diversidad de género: más allá del binarismo

La diversidad de género reconoce que no todas las personas se identifican con las categorías tradicionales de hombre o mujer.

Esta diversidad existe en todas las culturas, aunque su visibilidad y aceptación varían.

En muchas culturas ancestrales ya existían categorías de género no binarias (por ejemplo, los Dos Espíritus en algunas comunidades indígenas de América del Norte). Este término (*Two-Spirit*) fue adoptado en 1990 durante la Conferencia Intertribal de Gais y Lesbianas Americanos Nativos en Winnipeg, Canadá, como una alternativa a las categorías occidentales de género y sexualidad. Se utiliza para describir a personas indígenas que encarnan tanto un espíritu masculino como uno femenino o que tienen roles sociales, sexuales, espirituales o ceremoniales que trascienden las nociones binarias de género impuestas por la cultura colonial.

El reconocimiento legal y social de estas identidades varía según el país.

En resumen

Si bien el sexo tiene una base biológica, ni siquiera esa base es estrictamente binaria. El género, por su parte, es una construcción cultural que moldea nuestras experiencias desde el nacimiento. A medida que crece la comprensión sobre la identidad de género y la diversidad, las sociedades avanzan hacia una mayor inclusión de quienes no encajan en moldes tradicionales. En términos sencillos, el sexo puede nacer con uno, pero el género se vive, se siente y se construye. La biología influye, pero no determina la identidad. El respeto a la diversidad de género es clave para una convivencia justa y equitativa.

Atención médica para personas transgénero

Las personas transgénero, al igual que el resto de la población, deben realizar consultas médicas periódicas para mantenerse en buen estado. Sin embargo, debido a la terapia hormonal sustitutiva (THS) y otros aspectos específicos de su salud, es importante otorgar una especial atención a los siguientes aspectos:

- **Mujeres trans (personas asignadas como varones al nacer que se identifican como mujeres y reciben estrógenos):**

    o Mayor riesgo de hipertensión arterial.
    o Posibilidad de aumento del colesterol (dislipidemia).
    o Mayor riesgo de tromboembolia venosa (coágulos en las venas que pueden viajar a los pulmones).

- **Hombres trans (personas asignadas como mujeres al nacer que se identifican como hombres y reciben testosterona):**

    o Pueden desarrollar resistencia a la insulina.
    o Si tienen insuficiencia ovárica prematura (menopausia precoz), es recomendable hacer pruebas para descartar diabetes.
    o Algunos estudios sugieren cambios en los niveles de lípidos y tensión arterial, por lo que se requiere seguimiento.

Cuándo y qué debes consultar con tu médico

- **Motivos de consulta generales.** Al igual que cualquier otra persona, debes acudir a consultas médicas regulares para chequeos preventivos, control de enfermedades crónicas y seguimiento de tu salud general.
- **Uso de terapia hormonal sustitutiva.** Si estás utilizando THS, es fundamental informar a tu médico sobre el tipo de tratamiento que recibes y la edad en la que comenzaste con él. La THS puede tener efectos secundarios que aumenten el riesgo de problemas de salud, como los que se señalan a continuación:

  o Riesgo cardiovascular. Las personas transgénero, especialmente las mujeres trans, pueden tener riesgo de hipertensión, colesterol alto y problemas de circulación, como tromboembolia venosa (coágulos de sangre).
  o Riesgo metabólico. En hombres trans que experimentan insuficiencia ovárica prematura (menopausia precoz), es esencial realizar controles para prevenir la diabetes.

Qué debe revisarse

- **Presión arterial.** Es recomendable que te sometas a chequeos periódicos para asegurarte de que tu presión arterial se mantenga dentro de los niveles normales.
- **Análisis de sangre.** Es importante que revises los niveles de colesterol (perfil lipídico) y glucosa (glucemia), que pueden verse afectados por la THS.

- **Cribado de diabetes.** Si tienes insuficiencia ovárica prematura (menopausia precoz), tu médico te indicará la necesidad de realizar pruebas de detección de diabetes.

Frecuencia de los controles

La frecuencia de las consultas y los análisis dependerá de tu edad, tu salud y el riesgo individual que puedas tener, lo cual se evalúa con herramientas como el SCORE2, que ayuda a predecir el riesgo de problemas cardiovasculares en los 10 años próximos.

Es fundamental consultar regularmente a tu médico y mantener un seguimiento adecuado para prevenir problemas de salud y mantener tu bienestar general.

Uso de técnicas de reproducción asistida

El empleo de técnicas de reproducción asistida (TRA), como la fecundación *in vitro* (FIV) o la estimulación ovárica controlada, se ha asociado con un mayor riesgo de complicaciones cardiovasculares a corto y largo plazo. Este incremento del riesgo no parece derivarse únicamente de los procedimientos en sí, sino que está estrechamente relacionado con las características clínicas de las mujeres que recurren a estas técnicas.

En particular, las mujeres con infertilidad presentan con mayor frecuencia factores de riesgo cardiovascular bien establecidos, como la edad materna avanzada, hipertensión arterial, diabetes tipo 2, obesidad y síndrome de ovario poliquístico (SOP). Este último, además de ser una causa común de infertilidad, se asocia con resistencia a la insulina, dislipemia y un perfil inflamatorio crónico, que contribuyen al desarrollo de enfermedad cardiovascular.

Asimismo, algunos estudios sugieren que las TRA podrían tener efectos cardiovasculares directos, debido a la exposición a altas dosis de hormonas, los cambios hemodinámicos y metabólicos inducidos durante el tratamiento, o la mayor incidencia de complicaciones del embarazo. A esto se suma la mayor frecuencia de complicaciones del embarazo, como la preeclampsia, el parto prematuro o la restricción del crecimiento fetal, todas ellas asociadas a un incremento del riesgo cardiovascular a largo plazo. Además, las mujeres sometidas a hiperestimulación ovárica presentan un riesgo potencialmente elevado de eventos trombóticos. Por último, algunas técnicas aumentan la probabilidad de embarazos múltiples, lo que también contribuye a un mayor riesgo cardiovascular durante la gestación.

Por tanto, resulta fundamental evaluar de forma integral el perfil de riesgo cardiovascular en las mujeres que acceden a técnicas de reproducción asistida, no solo en la fase previa al tratamiento, sino también mediante un seguimiento estructurado a largo plazo que incluya visitas cardiológicas periódicas. En este contexto, es clave incorporar estrategias de prevención y vigilancia específicas que permitan minimizar complicaciones. Asimismo, debe priorizarse la optimización de la salud preconcepcional, en particular en mujeres con síndrome de ovario poliquístico, obesidad, hipertensión o enfermedad cardiovascular previa.

El seguimiento de las mujeres que se someten a técnicas de reproducción asistida debe ser coordinado de forma interdisciplinar entre ginecología, medicina interna o cardiología y atención primaria, para garantizar una atención integral y adaptada a su perfil de riesgo.

5

¿Cuándo hay riesgo cardiovascular durante el embarazo?

Durante la gestación, el cuerpo de la mujer experimenta numerosos cambios para adaptarse al crecimiento del bebé y preparar el parto. Estos cambios no solo son visibles, como el aumento del tamaño del abdomen, sino también internos, y afectan el sistema cardiovascular, hormonal y metabólico.

Desde el punto de vista del corazón y la circulación, aumenta la cantidad de sangre que circula por el cuerpo, el corazón late más rápido y con más fuerza y la presión sobre las venas puede dificultar el retorno de la sangre desde las piernas. Estos ajustes ayudan a asegurar el oxígeno y los nutrientes que el bebé necesita para crecer.

También se producen cambios metabólicos importantes: se elevan los niveles de colesterol y triglicéridos (grasas en la sangre), algo que es normal en el embarazo, pero que puede aumentar el riesgo cardiovascular si se suman a otros factores de riesgo. Además, el cuerpo entra en un estado de hipercoagulabilidad, es decir, una mayor tendencia a formar coágulos de sangre. Se trata de un mecanismo natural para proteger a la madre frente a posibles hemorragias durante el parto, pero puede incrementar el riesgo de trombosis (formación de coágulos en venas o arterias), especialmente si hay antecedentes personales o familiares.

Por eso, es importante controlar los factores de riesgo cardiovascular antes, durante y después del embarazo, mantener una alimentación saludable, realizar actividad física adaptada y acudir a los controles médicos regularmente.

Si existen factores de riesgo previos (como obesidad, hipertensión o diabetes), el embarazo puede ser una etapa de mayor riesgo para la salud cardiovascular.

En algunas mujeres, existen factores previos al embarazo —como problemas de salud relacionados con el corazón, el metabolismo, la genética o el entorno— que pueden hacer que quedarse encinta represente un esfuerzo importante para su organismo. En casos así hay que poner atención a las posibles complicaciones que puedan surgir durante la gestación, por lo que debe consultarse lo más pronto posible, incluso cuando se planea el embarazo, con el obstetra, el médico de familia y el cardiólogo, si está indicado.

Además, durante la gestación pueden aparecer algunos factores adversos que no solo afectan al embarazo, sino que también aumentan el riesgo de enfermedades del corazón a largo plazo:

- Hipertensión (preeclampsia o hipertensión gestacional).
- Diabetes gestacional o del embarazo.
- Parto prematuro.
- Bebés con bajo peso.
- Desprendimiento de placenta.
- Aborto espontáneo.

Todavía no se sabe con certeza si estas complicaciones son una señal de que ya existía un riesgo oculto para el corazón ni si por sí solas pueden aumentarlo.

Pérdidas gestacionales y parto prematuro: su impacto en la salud de la mujer

Muchas veces se agrupan distintos problemas del embarazo bajo el término «pérdidas gestacionales», pero es importante diferenciarlos porque no son lo mismo.

- Aborto espontáneo: ocurre antes de la semana 24 de gestación, muchas veces sin una causa clara.
- Parto prematuro espontáneo: ocurre entre la semana 24 y la 37. Puede deberse a infecciones, malformaciones uterinas o complicaciones placentarias, entre otras causas.

Estas experiencias, además de su impacto emocional, pueden estar relacionadas con un mayor riesgo cardiovascular en el futuro.

Las mujeres que han tenido varios abortos espontáneos o partos prematuros tienden a tener un estado corporal que favorece la inflamación o la formación de coágulos, lo que también está implicado en las enfermedades cardiovasculares.

En muchos casos, estos antecedentes indican que el corazón y los vasos sanguíneos de estas mujeres podrían ser especialmente vulnerables.

Por eso, si has tenido pérdidas gestacionales recurrentes o parto prematuro, es muy importante que tu médico evalúe tu salud cardiovascular a lo largo del tiempo. De este modo, no solo es posible detectar enfermedades a tiempo, sino también mejorar la calidad de vida y el pronóstico de salud para embarazos futuros.

¿Qué hacer antes, durante y después del embarazo?

- Antes: controlar peso, presión arterial y azúcar en sangre.
- Durante: controles regulares para descubrir a tiempo cualquier complicación, especialmente entre las semanas 11 y 13 de la gestación.
- Después del parto (cuarto trimestre): seguir en contacto con el equipo médico. Es un momento clave para cuidar la salud del corazón.

¡Ojo! Muchas mujeres no acuden a las revisiones después del parto, que son esenciales para prevenir problemas a futuro.

¿Quién debe ayudarte?

Tu obstetra, tu médico de familia y tu matrona forman un equipo en el que debe apoyarte antes, durante y después del embarazo.

Consulta al médico si tuviste alguna complicación durante el embarazo para evaluar tu riesgo cardiovascular.

Obesidad y embarazo, una combinación que requiere especial atención

La obesidad es hoy la afección médica más común entre las mujeres en edad reproductiva. Aunque muchas veces se habla solo de su impacto general en la salud, es importante saber que puede tener consecuencias significativas antes, durante y después del embarazo.

¿Cómo afecta a la madre?

- Antes del embarazo, la obesidad puede dificultar la concepción al alterar el equilibrio hormonal y provocar infertilidad.
- Durante el embarazo, aumentan los siguientes riesgos:

  o Aborto espontáneo.
  o Anomalías en el desarrollo del feto.
  o Diabetes gestacional.
  o Hipertensión del embarazo y preeclampsia.
  o Parto por cesárea.
  o Infecciones posoperatorias (como infecciones de la herida quirúrgica).
  o Trombosis (formación de coágulos), que puede derivar en complicaciones graves, como embolia pulmonar.
  o Dificultades con la lactancia debido a alteraciones hormonales y mecánicas.

¿Y cómo afecta al bebé?

- Mayor riesgo de que el feto crezca en exceso (macrosomía), lo que puede complicar el parto.
- Mayor probabilidad de que el bebé tenga problemas metabólicos o respiratorios al nacer.

- Riesgo de que el niño desarrolle obesidad o diabetes en la infancia o la adolescencia.

Se estima que el sobrepeso y la obesidad de la madre contribuyen al 11 por ciento de las muertes neonatales. Esto significa que cuidar el peso antes y durante el embarazo puede salvar vidas.

Por eso, los profesionales de la salud recomiendan una preparación del embarazo que incluya hábitos saludables de alimentación, ejercicio y, si es necesario, tratamiento médico. No se trata de buscar un cuerpo ideal, sino de proteger tu salud y la de tu bebé.

Seguimiento posparto: el «cuarto trimestre»

El cuarto trimestre es una etapa clave para la salud cardiovascular de la mujer. Aunque se habla mucho del embarazo y el parto, el posparto —también llamado cuarto trimestre— sigue siendo una etapa poco atendida. Incluye las primeras 12 semanas tras el nacimiento del bebé y es un momento crítico para la salud física y emocional de la madre.

¿Por qué es tan importante el seguimiento en este período?

Más del 70 por ciento de las muertes maternas ocurren después del parto y casi el 40 por ciento tienen lugar en las primeras 6 semanas. Es decir, justo en el momento en que la atención médica disminuye y muchas mujeres no reciben controles adecuados.

Por eso, se recomienda realizar una consulta médica específica durante este trimestre para evaluar el estado de salud general y el riesgo cardiovascular. Esta revisión debe tener en cuenta:

- Los antecedentes del embarazo, como preeclampsia, diabetes gestacional o parto prematuro.
- El estilo de vida, incluyendo alimentación, actividad física, sueño y salud mental.
- Factores de riesgo previos o persistentes, como hipertensión, obesidad, tabaquismo o antecedentes familiares.

Hoy en día, gracias a los avances en medicina, también es posible utilizar análisis en sangre y estudios con pruebas de imagen (ecocardiografía, resonancia magnética, etc.) para detectar signos tempranos de enfermedades cardiovasculares incluso antes de que aparezcan síntomas.

¿Qué pasa si no se hace seguimiento?

Lamentablemente, casi el 40 por ciento de las mujeres no asisten a las consultas posparto. Las razones pueden ser muchas: dificultad para moverse con un recién nacido, falta de apoyo, barreras de idioma, problemas de transporte o simplemente desconocimiento de la importancia de este control.

La telemedicina puede ser una herramienta muy útil para superar algunos de estos obstáculos. Las consultas virtuales permiten a las mujeres recibir orientación médica sin tener que salir de casa, lo cual puede ser fundamental en los primeros días del parto. Habla con tu médico y solicita esta opción si no puedes acudir a verle. ¡No dejes pasar las visitas que te aconseje!

¿Qué es lo que se recomienda?

Después del parto, los cuidados de la salud de la mujer siguen siendo muy importantes. Por eso, se recomienda:

- Realizar al menos tres visitas médicas durante el posparto para valorar la recuperación y el bienestar general.
- Tener un plan personalizado según el riesgo cardio-vascular de cada mujer.
- Recibir educación en salud, apoyo emocional y orientación sobre anticoncepción si se desea.

El objetivo es prevenir enfermedades a largo plazo y asegurar que si la mujer desea otro embarazo sea lo más seguro y saludable posible.

Cuidarse después del embarazo es invertir en salud para el futuro. ¡Tu corazón también necesita atención en esta etapa!

¿Quién debe hacer el seguimiento después del parto?

Durante el llamado cuarto trimestre, el seguimiento médico depende de cómo hayan sido tu embarazo y el parto y de si tuviste algún problema de salud.

Tu primer punto de referencia debe ser tu obstetra o tu médico de familia. Ellos evaluarán tu estado de salud y te indicarán si necesitas ver a otros especialistas. Si tuviste un problema cardiovascular (como presión alta en el embarazo, preeclampsia, problemas del corazón o trombosis), es muy importante que te vea también un cardiólogo. El seguimiento posparto es clave para recuperarte bien, prevenir futuras enfermedades y cuidar tu salud a largo plazo.

Atención especial: hipertensión posparto

Muchas mujeres que tuvieron presión alta durante el embarazo (como en el caso de la preeclampsia) pueden continuar con presión elevada después del parto, especialmente en la primera semana. Aunque en la mayoría de los casos mejora antes de las seis semanas, en algunas mujeres la hipertensión puede aparecer o persistir hasta seis meses después del parto.

La buena noticia es que todos los medicamentos para la presión alta que se usan durante el embarazo también pueden tomarse durante la lactancia, con excepción de la metildopa, que debe emplearse con precaución porque puede aumentar el riesgo de depresión posparto.

No hay evidencia científica que justifique seguir tomando aspirina después del parto para prevenir complicaciones, salvo indicación médica específica.

Recomendación clave

Todas las mujeres con antecedentes de trastornos hipertensivos deben programar revisiones anuales con su médico para controlar la presión arterial y cuidar el corazón.

Obesidad y diabetes gestacional en el posparto

Las mujeres con obesidad tienen más riesgo de desarrollar enfermedades cardiovasculares y metabólicas, como hemos visto. También es más probable que mantengan la obesidad en futuros embarazos.

Por eso, es fundamental seguir controlando el peso, la alimentación y mantener hábitos saludables, más allá de la recuperación inmediata del parto.

Las mujeres que han padecido diabetes gestacional, especialmente si tienen sobrepeso, obesidad o prediabetes, necesitan un seguimiento más estrecho. El médico puede valorar el uso de metformina, un medicamento que ayuda a prevenir la diabetes tipo 2.

Es clave que estas personas sean evaluadas y tratadas según las guías médicas actuales para evitar que desarrollen enfermedades crónicas a largo plazo.

El posparto no es el final del camino, sino una oportunidad para cuidar tu salud futura.

6

Perimenopausia y menopausia, unas etapas para cuidarte y prevenir enfermedades

El papel de los estrógenos y los cambios hormonales en la mujer

Los estrógenos son las principales hormonas femeninas. Se producen sobre todo en los ovarios y cumplen un papel fundamental no solo en la función reproductiva, sino también en la salud general de la mujer.

A lo largo de la vida, los niveles hormonales varían y estos cambios influyen en cómo se siente el cuerpo, en el estado de ánimo y también en el riesgo de padecer ciertas enfermedades.

¿Qué hacen los estrógenos?

Los estrógenos cumplen muchas funciones en el organismo femenino:

- Regulan el ciclo menstrual y preparan el cuerpo para un posible embarazo.
- Favorecen la salud del corazón y los vasos sanguíneos.
- Protegen los huesos, ayudando a mantenerlos fuertes.
- Influyen en el metabolismo de las grasas y el azúcar.
- Contribuyen al bienestar emocional y al buen funcionamiento del cerebro.
- Mantienen la piel elástica y la hidratación de la zona íntima.

Cambios hormonales a lo largo de la vida

- **Infancia y pubertad.** Durante la infancia, los niveles de estrógenos son muy bajos. En la pubertad, los ovarios comienzan a producir estrógenos, lo que desencadena el desarrollo de los pechos, el crecimiento del vello corporal y el inicio de la menstruación.
- **Edad fértil (20-40 años).** Los niveles hormonales son más estables. El cuerpo ovula y menstrúa cada mes, y los estrógenos ayudan a mantener la salud del corazón, los huesos, la piel y el cerebro.
- **Perimenopausia (40-50 años).** Los estrógenos comienzan a disminuir de forma irregular. Es común que aparezcan variaciones en el ciclo menstrual, sofocos, cambios de humor e insomnio, entre otros síntomas.
- **Menopausia (alrededor de los 50 años).** Los ovarios dejan de producir estrógenos y cesa la menstruación. Esta caída hormonal puede afectar a varios órganos y aumentar el riesgo de enfermedades, como la osteoporosis, el colesterol alto, la hipertensión o problemas cardiovasculares.

En resumen

Los estrógenos son aliados esenciales para la salud femenina. Conocer su función y los cambios que se producen a lo largo de la vida ayuda a entender mejor el cuerpo, tomar decisiones saludables y pedir ayuda cuando se necesita.

Perimenopausia, el inicio del cambio

La perimenopausia es la etapa de transición antes de la menopausia, un período poco conocido. Puede comenzar varios años antes de que la menstruación desaparezca por completo. En general, empieza entre los 40 y 50 años, aunque cada mujer es diferente.

Durante esta fase, el cuerpo empieza a producir menos estrógenos y los ciclos menstruales se vuelven irregulares. Es una etapa normal, pero a veces los cambios pueden resultar desconcertantes si no se conocen bien.

¿Qué síntomas pueden aparecer?

- Menstruaciones más cortas, más largas, más abundantes o espaciadas de la media.
- Sofocos (calores repentinos) y sudores nocturnos.
- Cambios en el estado de ánimo: irritabilidad, tristeza o ansiedad.
- Fatiga o falta de energía.
- Dificultad para dormir o despertares nocturnos.
- Dolor de cabeza o sensación de «niebla mental».
- Cambios en la libido o molestias en las relaciones sexuales.
- Sequedad vaginal o molestias urinarias.

Estos síntomas no aparecen todos juntos ni en todas las mujeres y su intensidad puede variar mucho de una persona a otra.

¿Cuánto dura la perimenopausia?

Puede durar entre 2 y 8 años, aunque lo más común es que dure de 3 a 5 años. Termina cuando la mujer lleva 12 meses seguidos sin menstruación: es entonces cuando hablamos de menopausia.

¿Cómo cuidarse en esta etapa?

- **Escucha a tu cuerpo:** si notas cambios, no estás sola. Habla con tu médico.
- **Lleva una vida activa:** el ejercicio ayuda a regular el ánimo, el sueño y el peso.
- **Aliméntate bien:** elige alimentos frescos, ricos en calcio, vitamina D y omega-3.
- **Crea rutinas de descanso:** evita pantallas antes de dormir y busca técnicas para relajarte.
- **No normalices sentirte mal:** si los síntomas afectan a tu calidad de vida, hay soluciones.

Recuerda que la perimenopausia es una etapa de transición, no una enfermedad. Con información, apoyo médico y autocuidado, se puede vivir con plenitud y bienestar.

La menopausia: el cambio

La menopausia es una etapa natural en la vida de las mujeres que suele ocurrir alrededor de los 50 años. En esta fase, los ovarios dejan de producir estrógenos, unas hormonas que protegen frente a enfermedades como la diabetes o los problemas cardiovasculares.

Si la menopausia ocurre antes de los 45 años, se considera precoz, y si es antes de los 40, se llama insuficiencia ovárica prematura.

También puede ser inducida por cirugía o tratamientos médicos y en estos casos el impacto en la salud es aún mayor.

¿Qué riesgos aumentan en la menopausia?

Con la caída de los estrógenos, aumentan los cambios metabólicos, que se pueden manifestar del siguiente modo:

- Acumulación de grasa abdominal.
- Aumento de peso.
- Pérdida de masa muscular.
- Colesterol elevado.

Estos factores pueden elevar el riesgo de infarto, ictus, diabetes y osteoporosis, especialmente si la menopausia es precoz.

¿Qué se puede hacer?

- **Controles médicos regulares** durante la transición menopáusica y la posmenopausia: son fundamentales para prevenir enfermedades.

- **Adoptar un estilo de vida saludable,** con dieta equilibrada, ejercicio y abandono del tabaco.
- **Cuidar la salud emocional,** ya que esta etapa puede acompañarse de cambios en el ánimo, el sueño o la sexualidad.
- **Hablar con tu médico sobre la terapia hormonal sustitutiva.** La THS es el tratamiento más eficaz para aliviar los síntomas (sofocos, insomnio, sequedad vaginal). Puede reducir el riesgo cardiovascular y la mortalidad si se inicia antes de los 60 años o dentro de los 10 años de la menopausia en mujeres sin enfermedades cardiovasculares previas. No está recomendada en mujeres con alto riesgo de enfermedades cardiovasculares o si ya están diagnosticadas.

¿Y la salud sexual?

Muchas mujeres en esta etapa tienen problemas de libido, lubricación o incomodidad en las relaciones sexuales, sobre todo si hay enfermedades cardiovasculares o tratamiento con ciertos medicamentos. Aunque las opciones médicas son limitadas, la educación y el acompañamiento emocional pueden ser de gran ayuda.

Terapia hormonal en la menopausia: beneficios, riesgos y cuándo considerarla

La terapia hormonal sustitutiva (THS) o terapia de reemplazo hormonal (TRH) consiste en administrar estrógenos, con o sin progesterona, para aliviar los síntomas de la menopausia y mejorar la calidad de vida. Los productos naturales han demostrado una menor eficacia para aliviar esos síntomas. Aunque el uso de la TRH fue muy común en el pasado, su uso hoy se basa en una evaluación individualizada, dependiendo de la edad, el tiempo desde la menopausia y la salud general de cada mujer.

¿Para qué sirve la TRH?

La terapia de reemplazo hormonal es la opción más eficaz para tratar síntomas como los siguientes:

- Sofocos y sudoración nocturna.
- Sequedad vaginal y molestias durante las relaciones sexuales.
- Insomnio o cambios de ánimo.
- Disminución del bienestar general.

¿Protege el corazón?

Según los estudios más recientes, la TRH puede proteger la salud cardiovascular en mujeres jóvenes y sanas si se inicia de forma precoz:

- **Sí puede ayudar** si se empieza antes de los 60 años o en los primeros 10 años tras la menopausia.
- En casos de menopausia antes de los 40 años o menopausia temprana, se recomienda encarecidamente la TRH para reducir el riesgo de enfermedad cardiovascular, idealmente continuando hasta la edad promedio de la menopausia natural.

- **No se recomienda** para prevenir enfermedades cardio-vasculares en mujeres con elevado riesgo cardiovascular o que ya han tenido un infarto, ictus u otra enfermedad cardíaca.

Beneficios clave de la terapia hormonal sustitutiva

- Alivio eficaz de los síntomas menopáusicos.
- Mejora de la calidad de vida y del sueño.
- Prevención de la pérdida ósea y osteoporosis.
- Reducción del riesgo cardiovascular en mujeres jóvenes.
- Tratamiento esencial en mujeres con menopausia precoz (< 40 años).

¿Y los riesgos?

El tratamiento hormonal combinado con estrógenos y progeste-rona, cuando se usa durante mucho tiempo, puede aumentar li-geramente el riesgo de cáncer de mama, trombosis (coágulos en las venas) o ictus en algunas mujeres con el uso prolongado o en mayores de 60 años. Sin embargo, la terapia hormonal que solo contiene estrógenos puede ofrecer beneficios para la salud de las mujeres en la etapa de la perimenopausia o posmenopausia, con un riesgo muy bajo de cáncer de mama. Entre los beneficicios, reducir los sintomas vasomotores y la prevención de la osteopo-rosis, siempre que se inicie antes de los 60 años o dentro de los 10 años tras la menopausia.

Por eso, es importante realizar una valoración individuali-zada para cada mujer, teniendo en cuenta su edad, síntomas, antecedentes personales y familiares. En mujeres con antece-dentes de cáncer de mama, o que han sido sometidas a una histerectomía u ooforectomía (extirpación del útero o de los ovarios), la indicación de tratamiento hormonal debe ser evaluada con especial precaución y siempre bajo supervisión médica.

¿Qué tipo de tratamiento se utiliza?

- **Solo estrógenos** en mujeres que no tienen útero.
- **Estrógenos + progesterona** en mujeres con útero para prevenir el cáncer de endometrio.

La vía más usada actualmente es la transdérmica (parches o geles), que reduce algunos riesgos (como la trombosis) respecto a los comprimidos orales.

Decisión compartida

La TRH puede ser una gran aliada, pero siempre debe ser indicada y supervisada por un profesional de la salud, que valora los beneficios y riesgos individuales. Es importante que el tratamiento sea adaptado a las necesidades de cada persona.

Los estudios a gran escala permiten afirmar con base científica lo siguiente:

- La TRH mejora notablemente los síntomas de la menopausia y la calidad de vida.
- Su uso precoz (antes de los 60 años o en los primeros 10 años posmenopausia) puede incluso tener beneficios cardiovasculares.
- Los riesgos aumentan con la edad, el tipo de hormonas utilizadas y la vía de administración, por lo que la decisión debe ser individualizada y médica.

¿Puede la testosterona ayudar a las mujeres después de la menopausia?

Es conocida como una hormona masculina, pero también está presente en las mujeres, aunque en cantidades mucho menores. Tiene un papel en el bienestar físico, la energía, el deseo sexual y el estado de ánimo. Durante la menopausia, los niveles hormonales cambian y no solo bajan los estrógenos, sino también la testosterona.

Algunas mujeres, tras la menopausia, pueden experimentar estos síntomas:

- Pérdida persistente del deseo sexual.
- Disminución de la excitación o respuesta sexual.
- Malestar emocional asociado a la vida sexual.
- Frustración o afectación de su calidad de vida.

Ante esta situación, muchas se preguntan: ¿es útil tomar testosterona? Los estudios más sólidos hasta ahora señalan que puede ser beneficiosa para mujeres posmenopáusicas con un trastorno específico conocido como trastorno del deseo sexual hipoactivo (TDSH). Es una condición reconocida médicamente por la que el deseo sexual disminuye de forma persistente, sin que haya una causa médica, psicológica o relacional clara y afecta negativamente a la vida de la mujer.

En estos casos, una dosis muy baja de testosterona aplicada en la piel en forma de gel o crema puede mejorar:

- El interés por la actividad sexual.
- La frecuencia de encuentros satisfactorios.
- La satisfacción general con la vida íntima.

¿Es para todas?

No. Este tratamiento no está indicado para todas las mujeres y no debe usarse con los siguientes fines:

- Aumentar la energía o la masa muscular.
- Mejorar el ánimo de forma general.
- Prevenir la osteoporosis o el deterioro mental.
- Tratar el envejecimiento natural.

Tampoco se debe iniciar por cuenta propia ni con productos comprados sin receta. Su uso debe estar supervisado por personal médico con experiencia.

¿Cómo se administra?

Se usa generalmente gel o crema de testosterona en dosis muy bajas (una fracción de la dosis usada en hombres). Se aplica sobre la piel, en zonas específicas, cada día. El médico controla los niveles hormonales y observa posibles efectos secundarios.

¿Tiene riesgos?

Aunque en dosis bien controladas el tratamiento es seguro, pueden aparecer algunos efectos secundarios:

- Acné o piel grasa.
- Aumento de vello corporal.
- Cambios en la voz.
- Alteraciones del colesterol.
- Cambios de humor.

Por eso es clave hacer controles regulares, ajustar la dosis y evaluar periódicamente si el tratamiento sigue siendo útil o no.

En resumen

La testosterona también es una hormona femenina, aunque en menor cantidad. Puede ayudar a algunas mujeres tras la menopausia que tengan una pérdida importante del deseo sexual que afecte a su vida. No es un «elixir» contra el envejecimiento ni se debe usar sin indicación médica. Debe utilizarse en dosis muy controladas y con seguimiento profesional.

El equilibrio hormonal es delicado. Cada mujer merece una evaluación individualizada y tratamientos basados en evidencia, no en modas ni promesas milagrosas

7

Otros factores cardiovasculares menos conocidos en la mujer

Más allá de los factores clásicos que inciden en la salud cardiovascular, como el colesterol, la hipertensión o la diabetes, existen otros específicos que afectan de forma diferente o más frecuente a las mujeres y que aún hoy son poco reconocidos.

Enfermedades autoinmunes, una amenaza silenciosa para el corazón

Las enfermedades autoinmunes son entre tres y diez veces más frecuentes en mujeres que en hombres. Se originan cuando el sistema inmunitario ataca por error al propio organismo, causando inflamación crónica, que daña vasos sanguíneos y acelera la aterosclerosis.

Muchos profesionales no asocian estas enfermedades con riesgo cardiovascular ni aplican medidas preventivas en mujeres jóvenes aparentemente sanas.

Algunas de estas enfermedades cuya vigilancia es clave para proteger la salud cardiovascular de la mujer son:

- **Lupus eritematoso sistémico.** Las mujeres con lupus eritematoso sistémico (LES) tienen un riesgo nueve veces mayor de enfermedad coronaria que otras mujeres de la misma edad.
- **Artritis reumatoide.** Duplica el riesgo de infarto. El riesgo es mayor en mujeres que en varones y comienza a edades más tempranas.
- **Síndrome antifosfolípido.** Aumenta el riesgo de trombosis y eventos cardiovasculares, especialmente en mujeres jóvenes y durante el embarazo.
- **Psoriasis y enfermedades inflamatorias intestinales.** También se han relacionado con mayor riesgo cardiovascular, especialmente cuando cursan con inflamación activa.

Factores psicosociales: el corazón también siente

La salud mental y el contexto social influyen directamente en la salud cardiovascular y las mujeres están más expuestas a ciertos factores de riesgo, como la depresión, la ansiedad, el estrés crónico y otros de los que hablaremos en el capítulo 10 («Estrés, sueño y corazón: lo que no siempre se ve, pero sí se siente»).

8

Envejecimiento
y el corazón femenino

Salud cardiovascular en mujeres mayores

A medida que envejecemos, nuestro cuerpo experimenta una serie de cambios que pueden afectar a la salud del corazón y los vasos sanguíneos. El envejecimiento por sí solo no causa enfermedad cardiovascular, pero sí aumenta el riesgo de padecerla, especialmente si se suman otros factores, como un estilo de vida poco saludable, enfermedades crónicas o un entorno social desfavorable.

Determinantes sociales, aislamiento y fragilidad

La salud cardiovascular en las personas mayores no depende solo del corazón. Factores como los ingresos económicos, el nivel educativo, el acceso a servicios de salud o si la persona vive sola o acompañada tienen un gran impacto. El aislamiento social y la soledad se han asociado con un mayor riesgo de enfermedad cardíaca y muerte prematura. El contacto social y el apoyo emocional ayudan a mantener la motivación para cuidarse, seguir los tratamientos y mantenerse activo.

La fragilidad, una condición común en edades avanzadas, se refiere a una disminución general de la fuerza, la energía y la capacidad para recuperarse de enfermedades. Aunque suele asociarse con la edad, no es una consecuencia inevitable del envejecimiento. ¡Se puede prevenir! Las mujeres suelen ser más frágiles que los hombres por su menor masa muscular, una práctica menor de ejercicio físico y, en muchos casos, por la existencia de malnutrición. El menor poder adquisitivo, derivado de que las pensiones que reciben son inferiores que las de los hombres, ocasiona que en muchos casos la alimentación sea pobre en proteínas. Por otra parte, una mayor incidencia de osteoporosis también predispone a la fragilidad. Las personas frágiles tienen más riesgo de sufrir caídas, infecciones o descompensaciones cardíacas, especialmente si no reciben un cuidado adecuado.

Por otra parte, la fragilidad es un factor que los médicos tenemos muy en cuenta a la hora de tomar decisiones sobre el tratamiento que pueden recibir los pacientes en los casos, por ejemplo, de intervenciones quirúrgicas u otros tratamientos que supongan grandes beneficios, pero también riesgos. Por eso, es muy importante luchar contra la fragilidad y, lo más importante, PREVENIRLA.

¿Cómo prevenir la fragilidad?

Aquí te dejamos algunas claves para prevenir la fragilidad desde edades tempranas y mantener una buena calidad de vida en la madurez y senectud:

- **Mantente activa cada día.** Camina, sube escaleras, baila, haz yoga o ejercicios de fuerza adaptados. El ejercicio regular ayuda a mantener la masa muscular, el equilibrio y la resistencia física.
- **Aliméntate bien.** Aumenta el consumo de frutas, verduras, legumbres, pescado y frutos secos. Asegúrate de tener suficiente proteína y vitamina D en tu dieta (consulta con tu médico o nutricionista si lo creees necesario).
- **Cuida tu mente y tus relaciones.** La fragilidad no es solo física. Mantén tu mente activa con lectura, juegos, aprendizaje y vida social. Evita el aislamiento social, conecta con familiares y amistades y desarrolla actividades comunitarias.
- **Evita la pérdida de peso involuntaria.** Perder peso sin querer puede ser una señal de fragilidad. Si esto ocurre, consulta a tu profesional de la salud.
- **Revisa tus medicamentos.** Algunos fármacos pueden afectar el equilibrio, el apetito o la masa muscular. Habla con tu médico sobre tus tratamientos si notas efectos adversos o fatiga excesiva.
- **Controla las enfermedades crónicas.** La hipertensión, la diabetes y las enfermedades respiratorias o cardiovasculares pueden favorecer la fragilidad si no se controlan bien.
- **Acude al médico ante signos de debilidad o cansancio constante.** Si te notas más lenta, débil, te caes o te fatigas fácilmente, no lo normalices. Es importante saber a qué se debe para poder actuar a tiempo.

Prevenir la fragilidad es ganar salud, independencia y calidad de vida. ¡Empieza hoy!

Polifarmacia y desafíos en la atención

Muchas personas mayores, hombres y mujeres, toman varios medicamentos al mismo tiempo, una situación conocida como polifarmacia. Aunque a menudo es necesaria para tratar enfermedades crónicas, como la hipertensión, la diabetes o el colesterol alto, también conlleva riesgos:

- Aumenta la posibilidad de efectos secundarios e interacciones entre medicamentos.
- Puede generar confusión en el cumplimiento del tratamiento, sobre todo si existen problemas de memoria o dificultades para entender las instrucciones médicas.
- Requiere una coordinación estrecha entre los profesionales de la salud, especialmente cuando se combinan tratamientos de distintos especialistas.

Además, los síntomas de enfermedades cardiovasculares en las personas mayores pueden presentarse de forma diferente (como fatiga o confusión en lugar de dolor en el pecho), lo que puede retrasar el diagnóstico y el tratamiento. Por eso, es esencial un enfoque personalizado y centrado en la persona, que tenga en cuenta tanto sus condiciones médicas como su entorno social, emocional y funcional.

PARTE III
ANÁLISIS DEL RIESGO CARDIOVASCULAR

9

Más que colesterol. Factores de riesgo tradicionales

Los factores de riesgo para las enfermedades cardiovasculares —como el tabaco, la hipertensión arterial, la diabetes, los niveles elevados de colesterol y triglicéridos (grasas en sangre) y la obesidad— afectan tanto a mujeres como a hombres. Sin embargo, en el caso de las mujeres, pueden tener un impacto aún mayor en el desarrollo de enfermedades del corazón y los vasos sanguíneos que en los varones.

A partir de la menopausia, las mujeres tienen más probabilidades que los hombres de presentar ciertas condiciones de salud que aumentan su riesgo cardiovascular. Aunque muchos factores de riesgo son comunes a ambos sexos, en las mujeres pueden resultar más perjudiciales y requieren una atención especial para su prevención y control. Vamos a comentarlos.

Tabaquismo en mujeres: un riesgo que no podemos ignorar

Prevenir y tratar el tabaquismo en mujeres es una prioridad de salud pública. El tabaco representa un riesgo cardiovascular significativo para las mujeres mucho mayor que para los hombres. La exposición prolongada al humo de tabaco de forma pasiva también incrementa el riesgo de enfermedad coronaria.

Aunque en muchos países desarrollados el número de hombres fumadores ha disminuido, en las mujeres no se ha logrado el mismo avance. En 2020, el 16,1 por ciento de las mujeres de países de altos ingresos seguían fumando.

Incremento del riesgo de infarto

Las mujeres fumadoras que utilizan anticonceptivos hormonales tienen hasta tres veces más probabilidades de sufrir un infarto de miocardio o una trombosis en comparación con las no fumadoras.

Además, las mujeres fumadoras presentan un riesgo de desarrollar enfermedad coronaria un 25 por ciento mayor que los hombres con la misma exposición al humo del tabaco.

Y existen contraindicaciones específicas: el uso de anticonceptivos hormonales está totalmente contraindicado en mujeres fumadoras mayores de 35 años debido al elevado riesgo de eventos cardiovasculares.

¿Por qué es especialmente perjudicial el tabaco en mujeres?

Fumar afecta a todos, pero en las mujeres las consecuencias pueden ser aún más graves:

- Menopausia más temprana.
- Mayor riesgo de osteoporosis y fracturas.
- Más susceptibilidad al cáncer (pulmón, vejiga, cuello uterino).
- Mayor riesgo de empeoramiento de la enfermedad pulmonar obstructiva crónica (EPOC).
- Un 25 por ciento más de riesgo de infarto y enfermedad coronaria en comparación con hombres fumadores.
- Mayores riesgos durante el embarazo y la lactancia, como parto prematuro o bajo peso al nacer.

¿Por qué les cuesta más dejar de fumar a las mujeres que a los hombres?

- Tienen menos éxito al dejar de fumar en el primer intento.
- Sufren más síntomas emocionales negativos al dejarlo.
- Las recaídas ocurren, por lo general, más ante situaciones emocionales difíciles que por presión social.

¿Qué funciona mejor para dejar de fumar?

- Terapias conductuales: apoyo psicológico, sesiones grupales o individuales.
- Sustitutos de nicotina: parches, chicles o espráis.
- Medicamentos específicos, como la vareniclina, han demostrado ser más efectivos en mujeres que otros tratamientos.

Dejar de fumar es posible. Y cuanto antes, mejor. Las mujeres necesitan enfoques personalizados y apoyo constante para lograrlo. Consulta con tu centro de salud para acceder a ayuda profesional gratuita o subvencionada.

Hipertensión arterial en las mujeres

Tener hipertensión arterial (HTA) o «presión alta» significa que la fuerza con la que la sangre circula por tus arterias es más elevada de lo recomendable y esto aumenta el riesgo de infarto, ictus y otros problemas cardiovasculares. Muchas personas la tienen y no lo saben, porque puede no dar síntomas durante años.

La hipertensión arterial puede afectar a las mujeres en todas las etapas de la vida y los factores que la empeoran cambian según la edad. Es importante conocer las diferencias entre mujeres y hombres para prevenir y tratar adecuadamente esta condición. Se calcula que el 70 por ciento de las mujeres mayores de 65 años tienen HTA, mientras que solo aparece en el 55 por ciento de los hombres de la misma edad.

El problema de tener la presión arterial alta es que con el tiempo puede dañar las arterias que conducen al corazón. Además, la presión arterial alta suele ir acompañada de otros factores de riesgo para el corazón, como la obesidad, el colesterol alto o la diabetes, lo que acrecienta aún más la posibilidad de tener enfermedad cardíaca.

Factores únicos que pueden aumentar la presión arterial en las mujeres:

- **Anticonceptivos orales.** Algunas píldoras pueden subir la presión, sobre todo si hay antecedentes familiares o si se fuma.

- **Embarazo.** En algunos casos, aparece hipertensión durante la gestación, una situación que puede ser peligrosa si no se controla (preeclampsia).
- **Técnicas de reproducción asistida.** También pueden influir en la presión arterial.
- **Menopausia.** Los cambios hormonales pueden incrementar el riesgo de hipertensión.

Según las últimas guías europeas (2024), se considera hipertensión si la presión sistólica (el número más alto) es igual o mayor a 140 mm Hg, y/o la presión diastólica (el número más bajo) es igual o superior a 90 mm Hg en varias mediciones diferentes.

En personas con hipertensión, el objetivo es bajar la presión arterial a menos de 140/90 mm Hg. Si el tratamiento se tolera bien, se intenta alcanzar cifras aún más bajas: menos de 130/80 mm Hg, ya que esto reduce el riesgo cardiovascular.

En personas sin hipertensión, lo ideal es mantener la presión por debajo de 130/85 mm Hg. Y si es posible, en niveles óptimos como 120/80 mm Hg. o menos.

Clasificación de la presión arterial

CLASIFICACIÓN	SISTÓLICA (mm Hg)	DIASTÓLICA (mm Hg)
Óptima	Menos de 120	Menos de 80
Normal	120-129	80-84
Normal-alta	130-139	85-89
Hipertensión Grado 1	140-159	90-99
Hipertensión Grado 2	160-179	100-109
Hipertensión Grado 3	180 o más	110 o más

Diferencias en el tratamiento entre mujeres y hombres

Por lo general, para abordar la hipertensión arterial las mujeres suelen recibir diuréticos (medicamentos que ayudan a eliminar líquidos), mientras que a los hombres se les prescriben frecuentemente inhibidores del sistema renina-angiotensina (como enalapril o losartán), que son muy eficaces para el control de la presión y la protección del corazón y los riñones.

Esta diferencia de tratamientos podría explicar por qué muchas mujeres, sobre todo a partir de los 60 años, tienen peor control de su presión arterial que los hombres.

Otros factores que también pueden influir

- El uso frecuente de analgésicos (como ibuprofeno) puede elevar la presión.
- Algunos antidepresivos, muy utilizados en mujeres mayores, también pueden tener este efecto.

¿Qué puedes hacer?

- Mide tu presión regularmente, aunque te sientas bien.
- Informa a tu médico si tomas anticonceptivos, estás embarazada o estás sometida a algún tratamiento hormonal.
- Adopta un estilo de vida saludable: dieta baja en sal, ejercicio, peso adecuado y nada de tabaco.
- Consulta si el tratamiento que tomas es el más adecuado para ti según tu edad, sexo y condiciones personales.

Diabetes tipo 2. La hiperglucemia crónica en mujeres es un riesgo para la salud cardiovascular

Los niveles de glucosa sanguínea aumentan cuando el cuerpo no produce una hormona denominada insulina o cuando no puede usarla correctamente. Las mujeres tienen con más frecuencia diabetes tipo 2 que los hombres y el número de ellas que la padece es un 5-10 por ciento mayor que en los hombres a medida que envejecen. La diabetes eleva el 45 por ciento del riesgo cardiovascular en las mujeres en comparación con el de los hombres. Y las mujeres diabéticas con infarto de miocardio tienen el doble de riesgo de morir que los hombres diabéticos.

La hiperglucemia crónica (altos niveles de azúcar en sangre) tiene un impacto negativo en la salud cardiovascular de las mujeres, especialmente en aquellas con diabetes tipo 2. Esta condición provoca los siguientes problemas:

- Inflamación en las arterias.
- Disfunción endotelial (alteraciones en las paredes de los vasos sanguíneos).
- Estrés oxidativo (daño celular por radicales libres).
- Mayor activación de las plaquetas, lo que aumenta el riesgo de trombos.

¿Cómo afecta a las mujeres la diabetes tipo 2?

En comparación con los hombres, las mujeres con diabetes tipo 2 tienen vasos coronarios más pequeños y lesiones más complejas en las arterias coronarias. Si además ya tienen enfermedad cardiovascular establecida, el riesgo cardiovascular es muy alto o extremo.

Esto significa que el control adecuado de la diabetes es esencial para reducir el riesgo de sufrir infartos, accidentes cerebrovasculares y otras complicaciones graves.

Tratamientos recientes que protegen el corazón

Existen nuevas terapias que no solo controlan los niveles de glucosa, sino que también protegen el corazón. Algunas de las más recientes incluyen:

- Agonistas del receptor del GLP-1 (GLP-1ra): semaglutida, tirzepatide (Ozempic®, Rybelsus®, Victoza®, Byetta® y Trulicity®, Mounjaro®, etc.).
- Inhibidores del cotransportador sodio-glucosa tipo 2 (SGLT2).

De todos estos tratamientos, los GLP-1ra han demostrado ser especialmente protectores para las mujeres.

Recomendaciones

- Es fundamental utilizar tratamientos que ofrezcan beneficios cardiovasculares.
- Además, se han de controlar intensivamente todos los factores de riesgo cardiovascular, como la presión arterial, el colesterol y el peso corporal.

Síndrome metabólico

Este síndrome combina, al menos, tres de las siguientes características: cintura ensanchada (obesidad central), presión arterial alta, niveles bajos de colesterol bueno, niveles bajos de triglicéridos y niveles altos de glucosa sanguínea. El síndrome metabólico hace que seas dos veces más propensa a tener una enfermedad cardiovascular que las personas que no lo tienen.

¿Cuáles son los valores normales de glucosa (azúcar) en la sangre?

CUÁNDO SE MIDE	VALOR NORMAL
En ayunas (sin comer durante al menos 8 horas)	Entre **70 y 99** mg/dL
2 horas después de comer	Menos de **140** mg/dL
En cualquier momento del día	Menos de **140** mg/dL
Hemoglobina A1c (promedio de azúcar en 3 meses)	Menos de **5,7** %

¿Cuándo hay que preocuparse?

Si tus niveles están por encima de lo normal, puede ser una señal de riesgo.

RESULTADO	QUÉ SIGNIFICA
100-125 mg/dL en ayunas	Posible prediabetes
126 mg/dL o más en ayunas	Posible diabetes
A1c entre 5,7 y 6,4 %	Prediabetes
A1c de 6,5 % o más	Diabetes
Glucosa (azúcar) al azar de 200 mg/dL o más + síntomas	Alta probabilidad de diabetes

¿Qué hacer si los niveles son altos?

- Consulta con un médico o enfermera.
- Hazte análisis regulares.
- Cuida tu alimentación y haz ejercicio.

Lípidos y salud en la mujer

Los lípidos, como los fosfolípidos, son grasas esenciales para el funcionamiento de nuestro cuerpo y forman parte de la estructura de las células, incluidas las del corazón y los vasos sanguíneos.

El colesterol y los triglicéridos son transportados a través de la sangre por lipoproteínas, que son de dos tipos principales: las de baja densidad o LDL (del inglés *Low-density lipoprotein*) y las de alta densidad o HDL (*High-density lipoprotein*).

- **LDL (colesterol malo):** lleva el colesterol desde el hígado hacia los tejidos. Si hay mucho colesterol LDL en la sangre, puede acumularse en las arterias y formar placas que obstruyen el paso de la sangre.
- **HDL (colesterol bueno):** transporta el colesterol sobrante de vuelta al hígado, lo que evita que se acumule en las arterias. Por eso, el HDL es protector para el corazón.

Un exceso de colesterol LDL puede producir aterosclerosis, una condición por la que las arterias se obstruyen o se endurecen a causa de la acumulación de colesterol, lo que aumenta el riesgo de sufrir infartos o accidentes cerebrovasculares.

Los triglicéridos son otro tipo de grasa en la sangre. Si los niveles de triglicéridos son altos, también sube el riesgo de enfermedades cardíacas.

Perfil lipídico: ¿qué mide?

- Colesterol total.
- LDL (colesterol malo).
- HDL (colesterol bueno).
- Triglicéridos.

Se recomienda realizar este análisis en ayunas, aunque en muchas situaciones puede hacerse sin ayuno, especialmente en revisiones rutinarias.

¿Por qué es importante bajar el LDL?

El colesterol LDL se acumula en las paredes de las arterias en forma de placas de ateroma que pueden romperse y causar infartos o ictus. Numerosos estudios han demostrado que en personas con riesgo elevado o enfermedad cardiovascular establecida cuanto más bajo sea el LDL, mejor.

¿Qué es el colesterol HDL y por qué se llama bueno?

El HDL ayuda a retirar el exceso de colesterol de las arterias y lo transporta al hígado para su eliminación. Por eso, durante muchos años se pensó que tener un HDL alto era protector frente a la enfermedad cardiovascular.

Aunque el HDL cumple una función beneficiosa, no puede contrarrestar los efectos negativos del LDL elevado. Así al menos lo indican numerosos estudios, que han obtenido los siguientes datos:

- El colesterol LDL alto es una causa directa de aterosclerosis (formación de placas en las arterias), independientemente del nivel de HDL.
- Incluso con HDL alto, el riesgo cardiovascular aumenta si el LDL está elevado.
- Intervenciones para subir artificialmente el HDL no han demostrado reducir el riesgo cardiovascular, mientras que reducir el LDL sí lo hace claramente.
- Algunas personas tienen HDL muy alto por causas genéticas, pero esto no siempre les protege del infarto o ictus.

Objetivos de colesterol LDL:
adaptados al riesgo cardiovascular individual

El valor deseado de colesterol LDL no es el mismo para toda la población. Depende del riesgo cardiovascular global de cada persona, es decir, del riesgo de sufrir un infarto de miocardio, un ictus u otra enfermedad cardiovascular en los próximos diez años. Este riesgo se calcula teniendo en cuenta varios factores:

- Edad y sexo.
- Presión arterial.
- Tabaquismo.
- Colesterol total y LDL.
- Presencia de diabetes, enfermedad renal, antecedentes familiares, etc.

Las herramientas SCORE2 (en Europa) o ASCVD (en Estados Unidos) permiten estimar este riesgo. El SCORE2 te lo puede calcular tu médico.

Objetivos de LDL colesterol según nivel de riesgo

RIESGO CARDIOVASCULAR	EJEMPLOS	OBJETIVO DE LDL-C
Bajo	Personas jóvenes sin factores de riesgo	**< 116 mg/dL** (3,0 mmol/L)
Moderado	1-2 factores de riesgo	**< 100 mg/dL** (2,6 mmol/L)
Alto	Diabéticos sin daño orgánico, colesterol > 310 mg/dL, hipertensos, fumadores, antecedentes familiares precoces	**< 70 mg/dL** (1,8 mmol/L)
Muy alto	Personas con enfermedad cardiovascular (infarto, ictus, revascularización), diabetes con afectación de órganos, enfermedad renal crónica grave, riesgo ≥ 10 % según SCORE2	**< 55 mg/dL** (1,4 mmol/L) y reducción ≥ 50 % respecto al basal
Riesgo extremo (algunas guías)	Eventos cardiovasculares repetidos o múltiples comorbilidades graves	**< 40 mg/dL** (1,0 mmol/L) en algunos casos

Relación de hormonas y lípidos

Las hormonas femeninas (estrógenos) ayudan a reducir los niveles de colesterol malo (LDL) y a aumentar los niveles de colesterol bueno (HDL). Este es uno de los motivos por los que las mujeres tienen un menor riesgo de enfermedades cardíacas antes de la menopausia.

Después de la menopausia, el riesgo cardiovascular en las mujeres crece debido a la disminución de los estrógenos, lo que provoca un aumento del colesterol malo y de los triglicéridos.

Las mujeres experimentan varios cambios en su perfil lipídico (colesterol y grasas en la sangre) a lo largo de las diferentes etapas de la vida, desde la infancia hasta la adultez y durante la menopausia. Estos cambios están influenciados por transiciones naturales de la vida, como el ciclo menstrual, el embarazo, la lactancia y la menopausia, y la experiencia demuestra que las alteraciones en el perfil lipídico tienen un efecto más negativo en el sistema cardiovascular femenino.

¿Cómo afectan los niveles de lípidos a las mujeres?

- **Síndrome de ovario poliquístico:** las mujeres con síndrome de ovario poliquístico (SOP) suelen tener bajo colesterol bueno (HDL), altos los triglicéridos y alto también el colesterol malo (LDL).
- **Uso de anticonceptivos:** los anticonceptivos hormonales, especialmente los que contienen progesterona, pueden aumentar los niveles de triglicéridos.
- **Embarazo:** es común que durante el embarazo los niveles de LDL y triglicéridos aumenten. Este efecto puede

ser más pronunciado en mujeres con hipercolesterolemia familiar (una condición genética que causa colesterol alto).

- **Menopausia:** durante la menopausia, los niveles hormonales en las mujeres cambian drásticamente. La disminución de los estrógenos (hormonas sexuales femeninas) tiene un impacto directo en los niveles de lípidos en la sangre. En esta etapa, las mujeres suelen experimentar una subida de los niveles de colesterol malo (LDL) y de los triglicéridos, lo que aumenta el riesgo de enfermedades cardiovasculares. Además, la falta de estrógenos puede disminuir el colesterol bueno (HDL), lo que reduce la protección cardiovascular que proporciona.

¿Cómo mantener un buen perfil lipídico?

Independientemente de la etapa de la vida en la que se encuentren, para las mujeres es crucial mantener un estilo de vida saludable que incluya una dieta equilibrada, ejercicio regular y, cuando sea necesario, seguimiento médico. Esto puede ayudar a controlar los niveles de lípidos y reducir el riesgo de enfermedades del corazón.

Las guías de la Sociedad Europea de Cardiología (ESC) recomiendan medicamentos para reducir los lípidos en mujeres y hombres, especialmente para aquellos con riesgo de enfermedad cardiovascular, por sus efectos protectores para el corazón.

Las estatinas son los fármacos más comunes y eficaces para reducir el colesterol, pero tiene efectos secundarios, especialmente dolores musculares, que son más comunes en mujeres que en hombres. Es posible ajustar la dosis o probar estatinas alternativas si se presentan efectos secundarios. Si no se toleran las estatinas, se puede considerar la administración de otros medicamentos, como ezetimiba, ácido bempedoico o inhibidores de PCSK9.

El arroz de levadura roja es un suplemento natural que puede ayudar a reducir el colesterol, pero no se conoce si con la misma eficacia que las estatinas. Además, su seguridad a largo plazo no está completamente probada y puede tener efectos secundarios similares a las estatinas.

Manejo del colesterol durante el embarazo

Se pueden utilizar estatinas y secuestrantes de ácidos biliares en mujeres con hipercolesterolemia familiar o enfermedad cardiovascular establecida durante el embarazo bajo supervisión médica.

En cambio, durante la gestación no se recomiendan los inhibidores de PCSK9 ni la ezetimiba debido a la falta de datos clínicos. Por su parte, el ácido bempedoico está contraindicado para las embarazadas. De hecho, las mujeres que toman este medicamento deben utilizar algún tratamiento anticonceptivo.

Los cambios en el estilo de vida son clave

Las modificaciones dietéticas (como reducir las grasas saturadas) y el ejercicio regular son esenciales para manejar los niveles de colesterol, especialmente durante el embarazo y en mujeres con trastornos lipídicos.

Tener el LDL normal sigue siendo el objetivo prioritario. Es verdad que tener un HDL adecuado es beneficioso, pero lo prioritario es mantener el LDL bajo, especialmente si hay factores de riesgo o antecedentes familiares de enfermedad cardiovascular.

Recuerda

El colesterol bueno no compensa al malo. Lo que cuenta es mantener el colesterol LDL lo más bajo posible según tu nivel de riesgo.

Conclusión

Las mujeres enfrentan desafíos únicos para manejar el colesterol especialmente durante el embarazo y la menopausia o en ciertas condiciones, como si tienen síndrome de ovario poliquístico (SOP). Los medicamentos y los cambios en el estilo de vida resultan esenciales para mantener los niveles de colesterol bajo control y reducir el riesgo de enfermedades cardiovasculares.

Recomendación

Si eres mujer y te encuentras en una de estas situaciones o usas anticonceptivos hormonales, es importante que hables con tu médico sobre cómo estos factores pueden afectar tu salud cardiovascular y qué medidas has de adoptar para mantenerte saludable.

Obesidad y sobrepeso en mujeres

La obesidad es una condición médica que se produce cuando se acumula una cantidad excesiva de grasa en el cuerpo. Se mide habitualmente a través del índice de masa corporal (IMC), que relaciona el peso con la altura.

- Se considera sobrepeso cuando el IMC es igual o superior a 25.
- Se habla de obesidad cuando el IMC es igual o superior a 30.

La obesidad no es solo una cuestión estética; es una enfermedad crónica que aumenta el riesgo de sufrir otros problemas de salud, especialmente enfermedades cardiovasculares.

¿Qué es la obesidad mórbida?

La obesidad mórbida es una forma grave de obesidad. Se diagnostica cuando una persona tiene un índice de masa corporal (IMC) mayor o igual a 40, o mayor a 35 si existen problemas de salud asociados, como diabetes tipo 2, hipertensión o apnea del sueño.

El IMC se calcula dividiendo el peso (en kilos) por la altura (en metros) al cuadrado. Un IMC normal está entre 18,5 y 24,9.

¿Cuáles son sus causas principales?

La obesidad mórbida suele deberse a una combinación de factores:

- **Alimentación poco saludable:** consumo excesivo de alimentos altos en calorías, grasas, azúcares y ultraprocesados.

- **Falta de actividad física:** el sedentarismo contribuye al aumento de peso.
- **Factores genéticos y hormonales:** algunas personas tienen mayor predisposición biológica.
- **Problemas emocionales o psicológicos:** como ansiedad o depresión, que pueden llevar a comer en exceso.
- **Uso de ciertos medicamentos:** algunos tratamientos pueden favorecer el aumento de peso.
- **Factores sociales:** acceso limitado a alimentos saludables o espacios para hacer ejercicio.

¿Qué recomendaciones se pueden dar?

- Buscar ayuda profesional: es importante acudir al médico, nutricionista o psicólogo especializado.
- Mejorar la alimentación.
- Comer más frutas, verduras, legumbres y cereales integrales.
- Reducir las grasas saturadas, los azúcares y la sal.
- Evitar las bebidas azucaradas y la comida rápida.
- Hacer actividad física regularmente: caminar, nadar o moverse al menos 30 minutos al día.
- Dormir bien: el descanso adecuado ayuda a regular el metabolismo.
- Atender la salud emocional: el apoyo psicológico puede ser clave.
- Evitar dietas milagro o productos no comprobados: pueden ser peligrosos.
- Debes consultar con tu médico para valorar tratamientos médicos o cirugía bariátrica.

¿Qué está pasando en el resto de Europa?

En Europa, el sobrepeso y la obesidad afectan a una gran parte de la población y son más frecuentes en los hombres (63 por ciento) que en las mujeres (54 por ciento). Sin embargo, tras la menopausia, muchas mujeres tienden a acumular grasa en el abdomen, lo que se asocia con un mayor riesgo de enfermedades del corazón.

Además, aunque las mujeres pueden tener un peso similar al de los hombres, su porcentaje de grasa corporal suele ser más alto. Esta diferencia, sumada a los cambios hormonales con la edad, puede aumentar su riesgo cardiovascular. De hecho, se ha observado que las mujeres con obesidad tienen un riesgo un 25 por ciento mayor de enfermedad coronaria que los hombres obesos.

¿Cómo afecta la obesidad a la salud del corazón?

La obesidad está estrechamente relacionada con otros factores de riesgo cardiovascular, que pueden dañar las arterias, aumentar el riesgo de infarto, accidente cerebrovascular y otros problemas graves del corazón, como los siguientes:

- Presión arterial alta (hipertensión).
- Diabetes tipo 2.
- Colesterol malo (LDL) elevado y colesterol bueno (HDL) bajo.
- Triglicéridos altos.

Por otro lado, la obesidad estigmatiza socialmente a las mujeres, lo que puede llegar a tener una negativa incidencia en su autoestima y conducir a trastornos psicológicos serios.

Tratamientos para la obesidad en mujeres

El tratamiento de la obesidad debe ser personalizado, integral y respetuoso e incluye estas opciones:

- **Hábitos saludables.** Alimentación equilibrada, actividad física regular y apoyo psicológico son pilares fundamentales para prevenir y tratar el exceso de peso.
- **Cirugía bariátrica.** Es una opción en casos de obesidad grave, especialmente cuando hay otras enfermedades, como diabetes o hipertensión. Las mujeres se someten a esta cirugía con más frecuencia que los hombres y suelen obtener una mayor mejoría en estas enfermedades asociadas.
- **Medicamentos.** Existen fármacos aprobados para tratar la obesidad en personas con alto riesgo. Aunque hay diferencias en la forma en que hombres y mujeres metabolizan algunos medicamentos, los estudios actuales no han mostrado que sea necesario cambiar las dosis según el sexo. Aun así, es importante que las mujeres sean incluidas en los ensayos clínicos para garantizar tratamientos seguros y eficaces para todas. Estos medicamentos deben ser siempre prescritos y supervisados por un profesional sanitario.

Medicamentos actualmente aprobados en Europa y Estados Unidos para la obesidad

NOMBRE COMERCIAL	PRINCIPIO ACTIVO	MECANISMO PRINCIPAL
Wegovy®	Semaglutida (alta dosis)	Análogo de GLP-1 (inyección semanal)

$\rightarrow$

NOMBRE COMERCIAL	PRINCIPIO ACTIVO	MECANISMO PRINCIPAL
Saxenda®	Liraglutida	Análogo de GLP-1 (inyección diaria)
Mounjaro®	Tirzepatida	Análogo dual de GLP-1 y GIP (inyección semanal)
Mysimba®	Bupropión + Naltrexona	Actúa sobre el apetito y centros de recompensa (oral)
Orlistat	Orlistat	Reduce absorción de grasas (oral)

Ozempic® también contiene semaglutida, pero está aprobado solo para la diabetes tipo 2. Aunque puede producir pérdida de peso, su uso con este fin está fuera de indicación y debe evaluarse caso por caso bajo control médico.

Estos tratamientos están indicados solo en casos específicos (IMC ≥30, o IMC ≥27 con factores de riesgo como hipertensión o diabetes), y su eficacia depende del acompañamiento médico y de hábitos de vida sostenibles.

Conclusión

La obesidad es una enfermedad, no una elección. La obesidad tiene causas biológicas, hormonales, psicológicas y sociales. Es decir, padecer obesidad no es culpa de la persona. Las mujeres merecen un tratamiento digno, basado en la ciencia y libre de prejuicios. Es clave que consulten con profesionales de la salud sobre las posibilidades de tratamiento más adecuadas a su situación individual.

Antecedentes familiares de enfermedades cardíacas tempranas

Si tu hermano, tu hermana, uno de tus padres o tus abuelos han tenido un infarto de miocardio a una temprana edad (antes de los 55 años en los hombres y antes de los 65 años en las mujeres), puedes correr un mayor riesgo.

- **Falta de ejercicio.** La falta de actividad física (estilo de vida sedentario) está relacionada con un mayor riesgo de sufrir enfermedad cardiovascular. Hacer ejercicio de forma regular mejora la salud del corazón.
- **Dieta no saludable.** Llevar una dieta con alto contenido de azúcar, grasas animales, alimentos procesados, grasas trans y sal aumenta el riesgo de tener un infarto de miocardio. Come mucha cantidad de frutas, verduras, fibra y aceites saludables.
- **Consumo de drogas ilícitas.** La cocaína y la metanfetamina son estimulantes. Pueden provocar un espasmo de la arteria coronaria y ocasionar un infarto de miocardio.

Todo el mundo debería tomar en serio las enfermedades cardíacas. Las mujeres menores de 65 años, especialmente aquellas con antecedentes familiares de afecciones del corazón, deben prestar mucha atención a los factores de riesgo identificándolos y tratándolos para evitar la amenaza que suponen.

Por todo ello, es fundamental que las mujeres estén bien informadas sobre estos riesgos, se sometan a controles de salud periódicos y reciban una atención médica que tenga en cuenta sus características específicas a lo largo de toda la vida. La prevención, el diagnóstico precoz y un tratamiento personalizado pueden marcar la diferencia.

10

Estrés, sueño y corazón: lo que no siempre se ve, pero sí se siente

Estrés psicosocial, una carga invisible que pesa en el corazón

El estrés psicosocial se refiere a la respuesta emocional y física de un individuo a las demandas y presiones sociales, laborales y familiares. En el caso de las mujeres, este tipo de estrés está estrechamente vinculado a las responsabilidades laborales y domésticas, lo que puede llevar a un agotamiento emocional y físico. Así ocurre cuando las demandas de la vida diaria (trabajo, familia, economía, relaciones) superan la capacidad de respuesta de la persona. Entonces, lo más normal es que aparezca estrés psicosocial y las mujeres lo sufren de forma desproporcionada.

Depresión y ansiedad

Un estudio de la Organización Mundial de la Salud (OMS) de 2017 mostró que las mujeres tienen una tasa de prevalencia de trastornos de ansiedad y depresión 1,5 veces mayor que los hombres. Por su parte, la OMS señala que las mujeres tienen un 50 por ciento más de probabilidades que los hombres de sufrir depresión, una probabilidad que para el Instituto Nacional de la Salud Mental de Estados Unidos (NIMH) es el doble que la de los varones.

La explicación a esta diferencia es complicada porque a ella contribuyen multitud de factores hormonales, biológicos y sociales.

Impacto en la salud cardiovascular

El estrés psicosocial afecta directamente al corazón por varios motivos:

- Aumenta la presión arterial y la frecuencia cardíaca.
- Favorece la inflamación crónica y la resistencia a la insulina.
- Contribuye al desarrollo de enfermedades del corazón y al empeoramiento de factores que las propician, como la obesidad o el colesterol.

¿Qué puedes hacer?

- Reconoce las señales de alerta: insomnio, fatiga constante, irritabilidad, palpitaciones.
- Aprende a decir no: no es egoísmo, es autocuidado.
- Programa momentos de descanso real cada día.
- Si sientes que no puedes sola, busca ayuda profesional sin miedo ni vergüenza.

Cargas del cuidado: mujeres que cuidan, pero no son cuidadas

Las mujeres dedican el doble de tiempo que los hombres al cuidado no remunerado de hijos, personas mayores o familiares enfermos. De hecho, según el Instituto de la Mujer, en España, las mujeres se hacen cargo de más del 70 por ciento del tiempo total de cuidados familiares que requiere un hogar. Y es que, por lo general, ellas siguen siendo las principales responsables de la atención a los miembros de la familia. Esta sobrecarga de responsabilidades puede provocar estrés crónico, agotamiento y, a largo plazo, trastornos mentales.

Consecuencias en la salud

- Agotamiento emocional (*burnout*).
- Riesgo de depresión y ansiedad.
- Negligencia del autocuidado: menos tiempo para revisiones médicas, ejercicio o descanso.

¿Qué puedes hacer?

- Comparte tareas de forma equitativa en casa.

- Habla abiertamente con tu entorno sobre tus límites. Crea redes de apoyo con otras mujeres.
- Date permiso para cuidarte. El cuidado empieza por ti.

Recuerda

Las mujeres que cuidan también merecen cuidados. Sin su salud, se cae todo.

El impacto del trauma y la violencia de género

Impacto de la violencia de género en la salud cardiovascular

La violencia de género, en sus diversas formas (física, sexual, psicológica), afecta directamente la salud cardiovascular de las mujeres a través de diversos mecanismos. Los estudios han demostrado que el estrés crónico provocado por el abuso puede desencadenar respuestas fisiológicas adversas que aumentan el riesgo de enfermedades cardiovasculares.

Mecanismos fisiológicos subyacentes

El estrés crónico es un factor clave que vincula la violencia de género con el riesgo cardiovascular. Las respuestas fisiológicas al estrés (liberación de cortisol, aumento de la frecuencia cardíaca y la presión arterial, disfunción endotelial) pueden tener efectos a largo plazo en la salud del sistema cardiovascular. Los estudios realizados al respecto sugieren que las mujeres que sufren abuso prolongado experimentan cambios hormonales y neurofisiológicos que predisponen a la hipertensión, aterosclerosis y un mayor riesgo de infarto.

Además, el abuso crónico puede incidir en el comportamiento de las personas y abocarlas a hábitos perjudiciales, como el sedentarismo, el consumo de alcohol o tabaco y una dieta poco saludable.

Estrategias de intervención y prevención

Para reducir el impacto de la violencia de género en la salud cardiovascular, es crucial que los profesionales sanitarios integren un enfoque multidisciplinario que considere tanto los aspectos psicológicos como los físicos. Algunas estrategias incluyen estas actuaciones:

- **Evaluación y detección temprana** de la violencia de género en la consulta médica. Preguntar de manera sensible y confidencial sobre posibles experiencias de abuso es clave para identificar a las víctimas y proporcionarles el apoyo adecuado.
- **Intervenciones psicosociales** que aborden el trauma y el estrés postraumático, como la terapia cognitivoconductual o la terapia de apoyo, que pueden ayudar a reducir el estrés crónico y sus efectos en la salud cardiovascular.
- **Programas de educación y prevención** que promuevan un estilo de vida saludable, incluyendo la actividad física regular, la reducción del consumo de sustancias nocivas y la promoción de una dieta equilibrada.

La relación entre la violencia de género y la salud cardiovascular es compleja, pero los datos indican que el abuso prolongado aumenta significativamente el riesgo de enfermedades cardíacas. La intervención temprana y el apoyo adecuado son fundamentales para reducir este riesgo y mejorar la salud general de las mujeres afectadas.

Invisibilidad clínica

A menudo los factores psicológicos se ignoran o minimizan en las consultas médicas. Las mujeres son tratadas como «hipocondríacas» o «exageradas» cuando en realidad están describiendo señales reales de sufrimiento físico y emocional que afecta al corazón.

¿Qué se puede hacer?

- **Incluir los factores psicosociales en las guías de prevención cardiovascular.** Para prevenir las afecciones cardíacas no basta con medir colesterol y la tensión; hay que preguntar por posibles síntomas de depresión, violencia y entorno social.
- **Formar a profesionales en salud integral de la mujer.** La medicina debe escuchar con otra mirada, una que sea más empática y multidimensional.
- **Investigar más con enfoque de género.** Aún hay mucho por conocer sobre cómo interactúan estos factores en el cuerpo femenino.

En resumen

El corazón de una mujer no solo late de modo distinto que el del hombre, sino que también sufre de forma distinta. Entender sus particularidades no es una opción; es una obligación ética y científica si queremos avanzar hacia una atención cardiovascular justa, eficaz e inclusiva.

Trastornos del sueño: un enemigo silencioso y frecuente

Muchas mujeres duermen mal... y no lo cuentan. El insomnio, la apnea del sueño y otros trastornos del descanso nocturno afectan a la salud mental, emocional y cardiovascular de las personas. El 39 por ciento de las mujeres presenta insomnio en algún momento de su vida y hasta el 60 por ciento de los trastornos del sueño en mujeres están mal diagnosticados o no tratados.

La apnea del sueño en mujeres posmenopáusicas está infraestimada, pese a su relación con hipertensión y riesgo cardiovascular. En un metaanálisis reciente (Sleep, 2021), se observó que las mujeres con insomnio tienen entre un 50 y un 100 por cien más riesgo de sufrir trastornos de ansiedad o depresión, y estos, a su vez, aumentan la amenaza de enfermedad cardiovascular.

Factores que alteran el sueño en mujeres

- Cambios hormonales (menstruación, embarazo, menopausia).
- Ansiedad, depresión o estrés persistente.

- Sobrecarga de tareas y preocupaciones nocturnas.
- Interrupciones nocturnas por cuidar de otros.

¿Qué puedes hacer?

Establece una rutina relajante antes de dormir: evita pantallas, cenas pesadas y pensamientos rumiantes. Consulta con alguien de tu familia si roncas y piensa si te despiertas agotada o tienes somnolencia diurna.

Si duermes mal de forma habitual, no lo normalices: busca atención médica. Recuerda, dormir bien no es un lujo, es un pilar de la salud del corazón.

Todo está conectado: estrés, sueño y salud mental

El cuerpo y la mente no van por separado. La salud mental influye directamente en la cardiovascular, especialmente en las mujeres, y ambas se relacionan así:

- El estrés y la ansiedad aumentan el riesgo de hipertensión y enfermedades cardíacas.
- Dormir mal agrava la depresión y reduce la capacidad de cuidar la salud.
- Las emociones negativas crónicas alteran el sistema inmunológico y el metabolismo.

¿Qué puedes hacer?

- Si te sientes triste, ansiosa o desbordada, no lo ignores. Hablar con alguien es un primer paso.

- Practica hábitos que protejan tu bienestar emocional: ejercicio regular, desconexión digital, expresión emocional.
- Participa en redes comunitarias o talleres de autocuidado emocional. Recuerda: tu bienestar emocional también es parte de tu salud cardíaca.

Recomendaciones para difusión y acción comunitaria

- Minimensajes para redes, medios y campañas:

  - «No ignores el estrés: también daña tu corazón».
  - «Dormir bien es medicina para tu mente y tu corazón».
  - «Cuida a quien cuida: las mujeres también necesitan apoyo».
  - «La salud emocional es salud cardiovascular».
  - «Un corazón sano empieza por un descanso justo y una carga compartida».

- Acciones colectivas sugeridas:

  - Grupos de apoyo a cuidadoras y mujeres con insomnio o ansiedad.
  - Talleres comunitarios sobre sueño, manejo del estrés y autocuidado.
  - Difusión de materiales educativos con perspectiva de género y salud.
  - Promoción de políticas públicas que reconozcan y alivien la carga del cuidado femenino.

En resumen

Las mujeres sufren más estrés y alteraciones del sueño por los múltiples roles y exigencias que asumen. Estas condiciones impactan directamente en su salud cardiovascular. Reconocerlo, visibilizarlo y actuar es clave para una prevención eficaz. Dormir, cuidarse, hablar, descansar y pedir ayuda son actos de salud... y de justicia.

11

El corazón social y estructural

Sistemas de salud que fallan a las mujeres

La salud cardiovascular de las mujeres ha sido históricamente mal comprendida. Lo cierto es que, a lo largo del tiempo, la investigación médica se ha centrado predominantemente en los hombres, lo que ha contribuido a la subestimación o el diagnóstico erróneo de los síntomas y factores de riesgo en las mujeres.

Esta invisibilidad está profundamente arraigada en la historia de la medicina: durante siglos, las mujeres han sido excluidas de los ensayos clínicos, lo que ha generado una importante brecha en el conocimiento de las manifestaciones y evolución de las enfermedades cardiovasculares en el cuerpo femenino. Este capítulo explora cómo las normas culturales y la estructura social han influido en esa invisibilidad y en el reconocimiento tardío o inadecuado de estas afecciones en las mujeres.

Normas culturales y la invisibilidad de los síntomas en las mujeres

Las normas culturales y las expectativas de género tienen un papel crucial en la forma en que se perciben y se manejan los síntomas de las mujeres. En muchas sociedades, la figura femenina está asociada a roles tradicionales de cuidadora, madre o esposa, lo que puede llevar a que las necesidades de salud de las mujeres se consideren secundarias a las del resto del núcleo familiar. Esta situación se refleja en el sistema de atención médica, que a menudo ignora las preocupaciones de salud de las mujeres, especialmente de aquellas que se alejan de los estereotipos de «lo femenino».

Normas culturales sobre la «fuerza femenina»

En diversas sociedades, se espera que las mujeres sean fuertes, resilientes y que prioricen el bienestar de su familia sobre el propio. Esta presión puede llevar a que las mujeres oculten o minimicen sus síntomas de enfermedad, como el dolor o la fatiga, por temor a ser vistas como «débiles» o por no cumplir con sus responsabilidades tradicionales.

Un estudio realizado en 2019 por la American Heart Association (Asociación Estadounidense del Corazón, AHA) mostró que muchas mujeres no buscan atención médica para síntomas cardíacos, como el dolor en el pecho, ya que no los reconocen como indicativos de una condición grave, o bien los atribuyen a otras causas más «socialmente aceptables», como el estrés o el agotamiento.

Estigmatización de los síntomas «femeninos»

En muchas culturas, los síntomas de las mujeres son etiquetados como «emocionales» o «psicosomáticos», lo que lleva a que se les reste seriedad. Por ejemplo, los síntomas de infarto en mujeres que ya hemos comentado previamente.

La sociedad también influye en cómo las mujeres informan el dolor. Un estudio realizado en 2010 por la Universidad de Míchigan encontró que los profesionales de la salud a menudo consideran que las mujeres tienen una mayor tolerancia al dolor que los hombres, lo que puede resultar en la subestimación de la gravedad de sus síntomas. Esta percepción puede hacer que las mujeres no reciban el tratamiento adecuado para condiciones como la angina de pecho o el infarto de miocardio.

El impacto del estigma y la discriminación en el tratamiento médico

La discriminación de género en la atención médica también contribuye a la invisibilidad de los síntomas en las mujeres. A menudo, a ellas se les enseña a «no quejarse» y a minimizar su dolor o malestar para no ser consideradas problemáticas o difíciles. En el ámbito médico, esta realidad se traduce en un desinterés o falta de empatía hacia los síntomas que presentan las mujeres, especialmente cuando se trata de los que tienen que ver con enfermedades cardiovasculares.

Así, un estudio publicado en 2020 por el American College of Cardiology (Colegio Estadounidense de Cardiología, ACC) aseguraba que las mujeres son menos propensas a recibir tratamientos avanzados para enfermedades cardíacas, como angioplastias o cirugías de *bypass*, en comparación con los hombres incluso cuando sus síntomas son igualmente graves. La razón subyacente parece estar vinculada a la falta de reconocimiento de los síntomas y a la percepción de que las mujeres tienen menos riesgo de enfermedades cardiovasculares relacionada con su edad, peso o antecedentes familiares.

Recomendaciones para mejorar el reconocimiento de los síntomas en las mujeres

- **Revisión de las guías médicas.** Es crucial que las guías médicas sobre el diagnóstico y tratamiento de las enfermedades cardiovasculares se actualicen para reflejar las diferencias de género en los síntomas. Esto incluye la identificación de síntomas diferentes (no deben ser llamados «atípicos») en mujeres frente a los de los hombres y la consideración de factores como la menopausia, el estrés relacionado con el cuidado familiar y las hormonas al evaluar los riesgos cardiovasculares.
- **Educación y sensibilización del personal médico.** Los profesionales de la salud deben estar capacitados para reconocer las señales de alerta de enfermedades cardiovasculares en las mujeres, más allá de los síntomas clásicos asociados con los hombres. Se deben desarrollar programas de sensibilización y educación para mejorar el diagnóstico temprano y evitar el retraso en la intervención médica.
- **Cambio cultural en la percepción del dolor y la salud de las mujeres.** Es fundamental que tanto la sociedad como el sistema de salud cambien su percepción sobre los síntomas de las mujeres. Se debe fomentar la validación de las experiencias de las mujeres con respec-

to al dolor y la enfermedad sin minimizar sus preocupaciones.

Conclusión

Las normas culturales y las estructuras sociales contribuyen en gran medida a la invisibilidad de los síntomas de las mujeres, especialmente en relación con las enfermedades cardiovasculares. Superar estas barreras requiere un esfuerzo conjunto de los profesionales de la salud, las instituciones médicas y la sociedad en general para garantizar que ellas reciban la atención adecuada y que sus síntomas sean tratados con la misma seriedad que los de los hombres.

El racismo también afecta al corazón

Ya se ha mencionado que las enfermedades cardiovasculares son la primera causa de muerte en mujeres en Europa. Pero lo que no hemos concretado es que no todas las mujeres tienen el mismo riesgo ni igual acceso a la prevención y al tratamiento de estas afecciones. El color de piel, el origen étnico, el nivel educativo, el tipo de empleo o el trato recibido en el sistema de salud influyen directamente en la salud del corazón.

¿Quiénes son las más afectadas?

Las personas originarias del sur de Asia —como la India, Pakistán o Bangladés— presentan algunas desventajas frente al resto de población femenina del continente europeo:

- Más factores de riesgo cardiovascular (hipertensión, obesidad, diabetes).
- Peores tasas de diagnóstico y tratamiento.
- Mayor mortalidad por enfermedad cardiovascular.

Además, existen otros factores psicosociales que influyen en estas desventajas y que afectan en general a las mujeres inmigrantes. Así, por ejemplo, en Reino Unido, las mujeres no caucasianas desarrollan hipertensión más temprano y tienen peor control que las pertenecientes a otras comunidades. A su vez, en Francia, las mujeres de origen africano y árabe presentan más obesidad y diabetes que las demás. También tienen un mayor riesgo de muerte materna por causas cardiovasculares.

En España, las mujeres latinoamericanas muestran más sobrepeso, obesidad e hipertensión que las autóctonas y enfrentan dificultades para acceder a programas de prevención y a tratamientos.

En general, las mujeres inmigrantes acceden hasta en un 40 por ciento menos a programas de prevención que las nacidas en Europa.

Por su parte, en Estados Unidos, el riesgo de muerte cardiovascular es más del doble en afroamericanas que en caucasianas.

¿Por qué ocurre esto?

Estas diferencias no son únicamente genéticas, sino también resultado de desigualdades sociales:

- Racismo estructural: políticas y servicios que excluyen o desfavorecen a ciertos grupos sociales.

- Discriminación sanitaria: prejuicios, trato desigual, barreras idiomáticas y culturales.
- Condiciones de vida injustas: empleo precario, mala alimentación, falta de vivienda digna o de espacios seguros.
- Estrés crónico: la experiencia continua de racismo y exclusión afecta directa y negativamente al sistema cardiovascular.

Además, la salud también depende del aire que respiramos, de la calidad de la vivienda, de la educación y del transporte, en definitiva, de un entorno que atienda las necesidades del individuo.

La salud es un derecho, no un privilegio

Una atención médica justa, accesible y sin prejuicios es clave para un corazón sano. Sin embargo, muchas mujeres no pueden:

- Controlar su presión arterial o su nivel de azúcar.
- Acceder a alimentos saludables o lugares seguros para hacer ejercicio.
- Ser escuchadas y tratadas con respeto.

¿Qué puede hacer la sociedad?

- Formar al personal sanitario en competencia cultural y empatía.
- Mejorar la calidad de los servicios médicos en todos los barrios.

- Promover políticas públicas de vivienda, alimentación y transporte equitativos.
- Impulsar investigación que incluya a mujeres de todos los orígenes para crear soluciones eficaces.

¿Y qué pueden hacer las comunidades?

- Crear redes de apoyo que promuevan hábitos saludables y entornos seguros.
- Adaptar los mensajes de salud a distintas lenguas, culturas y realidades.
- Incorporar la salud mental en los programas preventivos: el estrés por discriminación también daña el corazón.

¿Qué puedes hacer tú?

- Infórmate sobre tus riesgos cardiovasculares.
- Participa en chequeos y programas de prevención.
- Exige una atención médica respetuosa y libre de prejuicios.
- Apoya iniciativas de salud inclusiva y equitativa.
- Educa en empatía, diversidad y respeto.
- Da voz a las historias silenciadas de quienes enfrentan barreras injustas.

En resumen

La salud cardiovascular no es solo un tema médico, sino también una cuestión de justicia social. Todas las mujeres, sin importar su raza, cultura o situación económica, merecen un corazón sano y una atención digna.

PARTE IV
CÓMO APRENDER A ESCUCHAR E INTERPRETAR TU CORAZÓN

12

¿Qué debes saber de las enfermedades cardiovasculares más comunes?

La enfermedad coronaria

Es la forma más común de enfermedad cardíaca. Se produce cuando las arterias que llevan sangre al músculo del corazón se estrechan u obstruyen por la acumulación de placas de grasa (aterosclerosis). Esto impide que el corazón reciba el oxígeno que necesita y puede causar angina de pecho o infarto, dependiendo del tiempo de falta de oxígeno en el músculo cardíaco. Si el oxígeno tarda más de 20 minutos en llegar al músculo, se produce un infarto. En el peor de los casos puede llegar la muerte súbita.

Los hombres mayores de 45 años y las mujeres mayores de 55 años tienen una mayor probabilidad de tener un infarto de miocardio que los más jóvenes.

Y a pesar de que, como ya se ha dicho unas líneas más arriba, la enfermedad coronaria es la primera causa de muerte en mujeres en todo el mundo, por encima del cáncer de mama y otras enfermedades, sigue siendo infradiagnosticada, poco reconocida y mal entendida tanto por la sociedad como por muchos profesionales sanitarios. Las mujeres son objeto de menos pruebas diagnósticas y tratamientos adecuados, incluso cuando presentan síntomas similares a los de los hombres. La explicación a esta realidad tiene que ver con que, a lo largo de muchos años, los estudios sobre salud cardiovascular se han hecho principalmente en hombres, lo que ha llevado a errores graves en el diagnóstico y tratamiento de las mujeres.

Mensajes clave para compartir

- «El infarto no avisa igual en una mujer que en un hombre».
- «Tu salud del corazón también depende de tu salud emocional».
- «Cuidarte no es egoísmo, es supervivencia».

En resumen

La enfermedad coronaria no es una «enfermedad de hombres». Las mujeres también sufren infartos, pero muchas veces no son diagnosticadas a tiempo. Con información, prevención y una atención con perspectiva de género podemos cambiar esta realidad.

Cuidar tu corazón es cuidarte a ti misma.

¿Cómo se manifiesta en las mujeres?

Los síntomas pueden ser más sutiles o algo diferentes a los de los hombres, pero hay que recordar que el dolor en el centro del pecho es el síntoma más frecuente tanto en los hombres como en las mujeres cuando presentan angina de pecho o infarto de miocardio. Estas diferencias pueden hacer que se retrase la búsqueda del tratamiento. Por ejemplo, puede que el dolor de pecho no sea el único síntoma ni el síntoma más común.

A menudo, la angina de pecho se describe como un dolor opresivo, una presión, pesadez, opresión o dolor en el pecho. Puedes sentir como si tuvieras un gran peso apoyado en el pecho. La angina de pecho se debe diagnosticar, tratar y controlar por un profesional de atención médica.

Estos síntomas pueden aparecer días o semanas antes de un infarto y son con frecuencia minimizados o atribuidos al estrés, al sistema digestivo o a la menopausia. Si sientes dolor en el pecho sin causa aparente, busca atención médica de inmediato.

SÍNTOMAS MÁS FRECUENTES EN HOMBRES	SÍNTOMAS FRECUENTES EN MUJERES
Dolor fuerte o presión en el pecho	Dolor o presión en el pecho
Dolor que se irradia al brazo izquierdo Dolor estomacal	Dolor en mandíbula, cuello o espalda Dolor estomacal
Sudor frío	Cansancio extremo o falta de aire
Náuseas o mareo ocasional	Náuseas, mareo o palpitaciones

Muchas mujeres no sienten dolor fuerte en el pecho y sus síntomas se pueden confundir con ansiedad, mala digestión o fatiga.

¿Cuándo consultar al médico?

No ignores síntomas persistentes como dolor en la parte superior del tronco o falta de aire. Escucha a tu cuerpo y confía en lo que sientes.

El dolor en el pecho que dura más de unos minutos y no desaparece con reposo puede deberse a una angina de pecho o infarto. Llama al servicio de urgencias o a la atención médica de emergencia. Solo conduce hasta el hospital si no dispones de otro medio para trasladarte allí.

Tipos de angina de pecho

Existen diferentes tipos de angina de pecho, que dependen de la causa que la origina y de si el reposo o un medicamento alivian los síntomas.

- **Angina estable de pecho.** Es el tipo más común de angina de pecho. Suele presentarse durante la actividad física o el esfuerzo y desaparece con el reposo o medicamentos destinados a tratarla. El dolor que aparece cuando subes una pendiente a pie o al caminar cuando hace frío es posible que sea angina de pecho y suele durar poco tiempo, quizá 5 minutos o menos. Por lo general, es predecible y suele ser similar a episodios anteriores.
- **Angina inestable de pecho.** Es una emergencia médica. La angina inestable de pecho aparece súbitamente y se produce en reposo o con esfuerzos físicos mínimos, También puede ocurrir que el dolor sea más intenso que el de anteriores episodios en situaciones similares. El

dolor no desaparece con descanso ni con los medicamentos habituales para la angina de pecho. Si el flujo sanguíneo no mejora, el corazón no recibe suficiente oxígeno, lo que puede derivar en un infarto de miocardio. Esta dolencia es peligrosa y debe tratarse con urgencia.

- **Angina vasoespástica de pecho o angina Prinzmetal,** llamada así en honor a su descubridor, el cardiólogo americano Myron Prinzmetal. Esta variante no se debe a una enfermedad de las arterias coronarias, sino que está causada por un espasmo en esos vasos que irrigan el corazón que reduce el flujo sanguíneo de manera temporal. El principal síntoma de este tipo es un dolor intenso en el pecho que suele producirse de manera cíclica, normalmente en reposo y por la noche. El dolor se alivia con medicamentos para la angina de pecho.

- **Angina microvascular.** Está ocasionada por una disfunción de la microcirculación coronaria, es decir, de los pequeños vasos que irrigan al corazón. El síntoma principal es el dolor en el pecho, que puede ser muy intenso, y en general se presenta durante el esfuerzo, pero puede aparecer en reposo (en muchas enfermas los síntomas se dan entre la medianoche y la madrugada). Habitualmente el dolor dura más de diez minutos (a veces incluso más de media hora). La respuesta a nitroglicerina sublingual es débil. Puede tratarse con medicamentos para la angina de pecho y control de los factores de riesgo. La calidad de vida puede estar limitada.

- **Angina refractaria.** Los episodios de angina de pecho pueden aparecer a pesar de tomar la combinación de medicamentos prescrita para esta afección y de haber realizado significativos cambios en el estilo de vida.

CASO CLÍNICO
Ángeles pensaba que era ansiedad…, pero era su corazón

Ángeles tiene 60 años y es cocinera en una gran empresa de *catering*. Vital, alegre, luchadora, siempre ha sido de las que no paran ni un minuto. Fuma desde joven, pero no tiene ninguna enfermedad importante.

Un día llegó a mi consulta y me dijo algo que me llamó la atención:

—Mire, doctora, desde hace medio año, cada vez que me meto en la cama me cuesta dormir porque siento como si tuviera una piedra en el pecho. Me cuesta respirar, sudo un poco y me dura un buen rato. Después, me duermo…, pero con angustia.

Esto le pasaba casi cada noche.

Ya había ido varias veces a su médico de cabecera. Le dijeron que seguramente era ansiedad, estrés por el trabajo. Ella misma me reconoció que estaba preocupada por su futuro: tenía ganas de prejubilarse, pero temía no llegar a fin de mes. Era verdad que soportaba una carga de trabajo tremenda, pero algo en su voz me hizo pensar que ahí había algo más.

Le hice un electrocardiograma y no salió del todo normal. La exploré y al final decidí pedir una prueba más seria: un cateterismo para ver cómo estaban las arterias del corazón. Ángeles se asustó un poco, pero le expliqué que era necesario para asegurarnos de tener un diagnóstico certero.

Yo sospechaba que podía tener una angina vasoespástica. Eso significa que las arterias del corazón se cierran de forma brusca, como por un espasmo, aunque no haya placas que las obstruyan. Es una causa menos conocida de dolor de pecho, pero puede ser muy seria.

Mientras esperábamos la prueba, le receté un tratamiento suave. Cuando hicimos el cateterismo con una sustancia especial que provoca ese espasmo, se reprodujeron exactamente los síntomas que me había descrito: era eso.

Dos meses después volvió a consulta. Con el tratamiento ajustado, ya no tenía casi molestias. Cada vez fumaba menos, estaba de mejor ánimo y tenía un brillo distinto en los ojos. Estaba tranquila y muy agradecida, y me dijo:

—Menos mal que no era ansiedad, doctora, ¡era mi corazón el que pedía ayuda!

Infarto de miocardio en mujeres

También llamado ataque al corazón, el infarto agudo de miocardio (IAM) no es solo cosa de hombres, y aunque, como hemos dicho, es una de las principales causas de muerte en mujeres, muchas de ellas lo ignoran y no se sienten en riesgo o no son diagnosticadas a tiempo.

¿Qué dicen los datos?

En general, el infarto de miocardio está disminuyendo tanto en hombres como en mujeres, pero están aumentando los casos entre las mujeres jóvenes (menores de 55 años) debido a la obesidad y el tabaco.

Hasta el 30-40 por ciento de los infartos en mujeres no se diagnostican a tiempo por diferencias en síntomas y sesgos clínicos. Las mujeres tienen peor supervivencia tras un infarto que los hombres.

La mortalidad hospitalaria tras un infarto es entre un 7 y un 15 por ciento mayor en mujeres que en hombres (American Heart Association, 2022), sobre todo si son jóvenes o mayores de 75 años.

Por otra parte, un informe de 2018 de la revista científica *The Lancet* señalaba que en las menores de 55 años la mortalidad tras un IAM es el doble que en hombres jóvenes. Asimismo, en un estudio realizado en España con más de 300.000 personas que habían sufrido un infarto en los últimos diez años vimos que la mortalidad por infarto en las mujeres era el doble que en los hombres (18 por ciento comparado con 9 por ciento) (*Revista Española de Cardiología*, 2019). Solo en 2022 el infarto agudo de miocardio causó más de 11.000 muertes en mujeres españolas.

Los datos son igualmente serios en Europa, donde cada año mueren más de dos millones de mujeres por enfermedades cardiovasculares. Y el infarto de miocardio representa una gran parte de esos decesos, especialmente en mujeres mayores de 65 años. Además, las mujeres, en comparación con los varones, sufren más complicaciones tras un infarto y tienen menos acceso a tratamientos de urgencia como angioplastias.

Al igual que en el Viejo Continente, en Estados Unidos las enfermedades cardíacas son la causa número uno de muerte en mujeres estadounidenses, por delante de todos los tipos de cáncer combinados. En ese país cada año, más de 275.000 mujeres mueren por enfermedad coronaria (una cada dos minutos). En concreto, las afroamericanas y las hispanas presentan mayor riesgo y más mortalidad que las caucasianas por desigualdades que tienen que ver con los cuidados de la salud y el acceso a la atención sanitaria.

¿Por qué mueren más mujeres que hombres?

- Porque los síntomas acompañantes al dolor en el pecho pueden ser distintos y no se reconocen a tiempo (fatiga, náuseas, dolor en espalda o cuello, dificultad para respirar).

- Porque no siempre se les da la misma atención médica urgente que a los hombres.
- Porque existe menos conciencia social y profesional sobre el riesgo cardiovascular en la mujer.
- Porque muchas mujeres no conocen sus factores de riesgo (hipertensión, diabetes, colesterol, tabaquismo, obesidad, estrés).

Causas de infarto agudo de miocardio

La mayoría de los infartos son causados por una enfermedad de las arterias coronarias, una afección progresiva por la que se acumulan depósitos de grasa (placas de ateroma) en las paredes internas de las arterias. Estas placas están formadas principalmente por colesterol, células inflamatorias y otros materiales que circulan en la sangre. Con el tiempo, las placas pueden estrechar las arterias y reducir el paso de la sangre al corazón.

En ocasiones, una de estas placas se rompe o se deteriora. Al romperse, el organismo reacciona como si hubiera una herida, formando un coágulo de sangre en el lugar. Ese coágulo puede obstruir totalmente la arteria, interrumpiendo el flujo sanguíneo y desencadenando un infarto. Durante un infarto, la zona del corazón afectada no recibe oxígeno. Cuanto más tiempo pase sin tratamiento, mayor es el daño, puesto que el tejido del músculo del corazón muere por la falta de flujo sanguíneo. Por eso es fundamental actuar rápidamente. El objetivo del tratamiento es reabrir la arteria obstruida lo antes posible, utilizando medicamentos o realizando intervenciones, como el cateterismo o cirugía, según el caso.

¿Siempre que ocurre un infarto hay obstrucción de una arteria?

No siempre. Aunque la mayoría de los infartos se deben a arterias bloqueadas, hay otras causas que son menos frecuentes y que afectan más a las mujeres que a los hombres. Entre ellas, destacan las siguientes:

- Espasmo coronario: contracción repentina de una arteria que reduce temporalmente el flujo de sangre.
- Disección espontánea de arteria coronaria (SCAD): una rotura en la pared de una arteria coronaria, más común en mujeres jóvenes y en el posparto inmediato.
- Trombosis sin placa previa: un coágulo obstruye la arteria, pero aparece repentinamente, es decir, en el vaso no se había presentado obstrucción alguna.
- Consumo de drogas estimulantes, como la cocaína, que puede alterar el ritmo cardíaco y el flujo sanguíneo.
- Demandas extremas de oxígeno por fiebre alta, anemia severa o esfuerzo físico muy intenso en personas con enfermedades previas del corazón.

¿Cómo se clasifican los infartos?

Una forma de clasificar los infartos agudos de miocardio es a través del electrocardiograma (ECG), una prueba que registra la actividad eléctrica del corazón.

Según el ECG, se identifican dos tipos principales:

- **Infarto con elevación del segmento ST (IAMCEST).** Se produce por una obstrucción total y súbita de una arteria mediana o grande del corazón. Requiere atención médica inmediata y, normalmente, intervención urgente para restaurar el flujo sanguíneo.

- **Infarto sin elevación del segmento ST (IAMSEST).** Suele deberse a una obstrucción parcial, aunque en algunos casos también puede haber una obstrucción total. Además requiere atención médica, pero el enfoque terapéutico puede ser diferente.

Síntomas del infarto de miocardio en las mujeres

El infarto de miocardio no siempre se manifiesta de la misma manera. Algunas personas presentan síntomas leves; otras, síntomas intensos o incluso ningún síntoma (personas diabéticas). Aunque el dolor en el pecho es el signo más común en todas las personas, las mujeres tienen más probabilidades de experimentar otros síntomas, lo que puede retrasar el diagnóstico y el tratamiento.

¿Qué diferencias existen entre los síntomas de una angina de pecho y de un infarto de miocardio?

Los síntomas son los mismos, pero suelen ser más intensos y duran más de 20 minutos. En ocasiones, el primer signo puede ser un paro cardíaco repentino.

Síntomas de advertencia

Algunos infartos de miocardio se producen de repente, pero muchas personas tienen signos y síntomas de advertencia horas, días o semanas antes. El dolor en el pecho o la presión (angina) que persiste y no desaparece con el descanso puede ser un signo de alarma temprano. La angina de pecho, como hemos dicho, es el resultado de un descenso temporal del flujo sanguíneo hacia el corazón.

En comparación con los hombres, las mujeres tienden a presentar síntomas más a menudo cuando descansan o incluso cuando duermen. El estrés emocional puede tener un papel importante en el desencadenamiento de los síntomas del infarto de miocardio en las mujeres y también en los hombres.

Las mujeres son más propensas que los hombres a sufrir un infarto agudo de miocardio sin que haya una obstrucción grave en una arteria. Cuando esto sucede, se llama enfermedad no obstructiva de las arterias coronarias.

Además, ellas tienden a tener obstrucciones no solo en sus arterias principales, sino también en las más pequeñas que suministran sangre al corazón. Una obstrucción en las arterias más pequeñas es una enfermedad cardíaca de vasos pequeños o enfermedad coronaria microvascular.

¿Cuándo debes consultar a un médico?

Si tienes síntomas de un infarto de miocardio o crees que estás teniendo uno, solicita de inmediato atención médica de emergencia a fin de evitar la muerte. Ante la sospecha de un infarto sigue estas indicaciones:

- Llama al número de emergencias (como el 112 en Europa o el 911 en Estados Unidos).
- No conduzcas tú mismo al hospital, a menos que no tengas otra manera para trasladarte allí.

- Toma nitroglicerina si te la recetó previamente el médico. Tómala según las instrucciones mientras esperas la ayuda de emergencia.
- Si el médico lo ha indicado previamente, toma una aspirina mientras esperas la asistencia médica.

¿Qué hacer si otra persona sufre un infarto?

- Llama al número de emergencias.
- Si está inconsciente, verifica respiración y pulso.
- Si no respira y no tiene pulso, comienza a practicarle reanimación cardiopulmonar (RCP). Te la explico más adelante en el apartado titulado «Paro cardíaco» de este mismo capítulo:

  o Si no sabes hacer RCP con respiraciones, haz compresiones en el pecho (100-120 por minuto).
  o Si estás entrenado, realiza 30 compresiones seguidas de 2 respiraciones.

Complicaciones de un infarto

Las complicaciones por un infarto de miocardio suelen deberse a daños en el músculo cardíaco. Estas son algunas de las posibles complicaciones de un infarto de miocardio:

- **Ritmos cardíacos irregulares o inusuales (arritmias).** Los daños por un infarto de miocardio pueden afectar el desplazamiento de las señales eléctricas en el corazón y producir cambios en los latidos cardíacos. Algunos de estos cambios pueden ser graves y mortales y provocar un paro cardíaco.

- **Paro cardíaco.** El corazón se detiene sin señales previas. Una variación repentina en las señales cardíacas ocasiona un paro cardíaco también repentino. Un infarto de miocardio aumenta el riesgo de sufrir esta afección mortal que, si no se trata de forma inmediata, puede provocar la muerte (muerte cardíaca súbita).
- **Insuficiencia cardíaca.** Si el tejido del músculo cardíaco se ha dañado gravemente, es posible que el corazón no pueda bombear sangre. La insuficiencia cardíaca puede ser temporal o de larga duración (crónica).
- *Shock* **cardiogénico.** Esta afección poco frecuente ocurre cuando el corazón, de manera inesperada, no puede bombear sangre.
- **Inflamación del pericardio.** A veces, el infarto de miocardio desencadena una reacción defectuosa del sistema inmunitario sobre este tejido en forma de saco que rodea al corazón. Esta afección puede llamarse pericarditis o síndrome de Dressler.

CASO CLÍNICO
Rosa casi no lo cuenta

Rosa tiene 55 años. Vive en una ciudad cerca de Barcelona, lleva una vida tranquila y trabaja como administrativa. No fuma, camina cada día un poco y no tiene antecedentes familiares de afecciones cardíacas importantes. Una mujer «normal», como dirían muchas. Un martes por la mañana, empezó a sentirse mal en la oficina. Tenía una presión rara en la parte alta de la espalda (entre las paletillas), un malestar difuso en el estómago y algo de mareo. Como había dormido poco y estaba con mucho trabajo, pensó: «Será estrés. O quizá es que me ha sentado mal el desayuno».

A mediodía se fue a casa. No pensó que le pasara nada en el corazón porque no tenía dolor en el pecho. De todas maneras, como seguía sin encontrarse bien, por la tarde decidió ir al centro de salud. Allí le tomaron la tensión, le hicieron un electro y le dijeron que seguramente era una contractura o ansiedad. Le recetaron un relajante muscular y le aconsejaron descansar.

Esa noche empezó a sudar mucho y a tener náuseas. Su hija, preocupada, la llevó a urgencias. La doctora de guardia, una residente joven, escuchó la historia y pidió una analítica con marcadores cardíacos «por si acaso». Ahí saltó la alarma: Rosa estaba sufriendo un infarto agudo de miocardio.

La trasladaron de urgencia al hospital más cercano con hemodinámica y en el cateterismo vieron que tenía una arteria coronaria totalmente obstruida. Le colocaron un *stent*. Por suerte, no hubo daños permanentes en el corazón, pero habían pasado más de 24 horas sin diagnóstico ni tratamiento.

Cuando ingresó en la unidad coronaria de nuestro hospital, le expliqué:

—Los infartos en mujeres pueden ser silenciosos. No siempre hay dolor en el pecho. A veces lo que se nota son náuseas, malestar en la zona entre las paletillas o dolor en las mandíbulas. Y estos síntomas en muchas ocasiones se confunden con ansiedad o problemas digestivos.

Tratamiento de la enfermedad coronaria en las mujeres

En general, el tratamiento de las enfermedades cardíacas en mujeres y hombres es similar. Puede incluir medicamentos, angioplastia y colocación de *stents* o cirugía de *bypass* de una o varias arterias coronarias.

Las siguientes son algunas de las diferencias que existen en el tratamiento de las enfermedades cardíacas entre hombres y mujeres:

- Es menos probable que las mujeres reciban tratamiento con aspirina y estatinas para prevenir futuros infartos que los hombres. Sin embargo, los estudios muestran que los beneficios son similares en ambos grupos.
- Las mujeres tienen menos probabilidades que los hombres de someterse a una cirugía de *bypass* de las arterias coronarias. Esto puede deberse a que las mujeres tienen menos enfermedades obstructivas o arterias más pequeñas con afecciones propias de los vasos pequeños, o a un sesgo en la selección de pacientes.

Mujeres y salud cardiovascular: desigualdades que cuestan vidas

Aunque muchas personas no lo saben, las mujeres que han tenido un infarto o una enfermedad del corazón tienen un alto riesgo de volver a sufrir otro evento cardiovascular en los siguientes 5 años, una probabilidad incluso más alta que los hombres. Sin embargo, siguen siendo menos estudiadas, menos tratadas y protegidas que ellos.

¿Qué está pasando?

- Menos mujeres en estudios clínicos. A pesar de su alto riesgo, las mujeres participan mucho menos en los ensayos clínicos que prueban tratamientos para prevenir nuevos infartos.
- Se benefician igual, pero se tratan menos. La evidencia científica demuestra que las mujeres se benefician tanto como los hombres de los tratamientos existentes

para prevenir nuevos eventos (como estatinas, aspirina o fármacos anticoagulantes potentes), pero se les recetan con menos frecuencia.

- Menos derivación a rehabilitación cardíaca. Tras un infarto, las mujeres tienen menos posibilidades de ser enviadas a programas de rehabilitación cardíaca, que son fundamentales para la recuperación y prevención de nuevos problemas.
- Efectos secundarios y ajuste de dosis. Las mujeres suelen padecer más efectos secundarios con algunos medicamentos que los varones debido a diferencias en el cuerpo femenino frente al masculino, por ejemplo, de metabolismo y en la forma en que se eliminan los fármacos. A veces esta situación lleva a suspender el tratamiento o a bajar demasiado la dosis, lo cual reduce su efectividad. En esos casos, los médicos deben buscar la dosis más alta que la mujer pueda tolerar sin problemas.

Prevención secundaria en un infarto de miocardio

La prevención secundaria es el conjunto de medidas médicas, hábitos de vida y tratamientos que se aplican después de haber sufrido una enfermedad cardiovascular, como un infarto de miocardio o un ictus, con estos objetivos:

- Evitar que vuelva a ocurrir un evento cardiovascular (como un segundo infarto).
- Reducir las complicaciones a largo plazo.
- Mejorar la calidad y la esperanza de vida del paciente.

¿Qué incluye la prevención secundaria?

- No fumes.
- Mantén un peso saludable con una buena dieta para el corazón.
- Haz ejercicio con regularidad y controla el estrés.
- Controla el peso corporal, la presión arterial y la glucosa.
- Toma manera regular medicamentos según lo que el médico te haya indicado:

  o Antiagregantes (como la aspirina).
  o Estatinas (para el colesterol).
  o Betabloqueantes y otros para proteger el corazón.

- Apúntate a rehabilitación cardíaca, que puede mejorar tu salud y contribuir a tu recuperación de la enfermedad. Inexplicablemente, es menos probable que se remita a las mujeres a este tratamiento que a los hombres. La rehabilitación cardíaca consta de programas supervisados que combinan ejercicio, educación y apoyo psicológico. Mejoran la recuperación física y emocional tras un evento cardíaco. Lo veremos más adelante con más detalle.
- Haz controles periódicos con el equipo de salud (médico de familia, cardiólogo, enfermería).
- Mantente constantemente informada sobre cómo manejar los factores de riesgo.

También se recomienda aprender a hacer reanimación cardiopulmonar correctamente para que puedas ayudar a una persona que está teniendo un infarto de miocardio. Considera hacer un curso acreditado de primeros auxilios en el que te enseñen a hacer reanimación cardiopulmonar y a utilizar un desfibrilador externo automático.

¿Cuándo se puede volver a conducir después de un infarto?

Si el infarto ha sido leve y sin complicaciones, en general, se puede conducir después de 2 a 4 semanas, siempre que el médico lo autorice. Es importante haber pasado una revisión médica y no tener síntomas, como dolor torácico, mareos o dificultad para hacer esfuerzos.

Si el infarto ha sido grave o ha habido complicaciones, puede ser necesario esperar más tiempo (por ejemplo, seis semanas o más).

Si el infarto ha requerido la colocación de un desfibrilador automático (DAI) o existen problemas del ritmo cardíaco, pueden aplicarse restricciones más estrictas.

Para los conductores profesionales (camiones, autobuses, taxis), las normas suelen ser más estrictas por razones de seguridad pública. En muchos países, se exige un período más largo sin síntomas y una evaluación cardiológica específica antes de poder volver a trabajar al volante.

¿Cuándo se puede volver a tener relaciones sexuales después de un infarto?

Las condiciones generales para reanudar la actividad sexual son:

- **Estabilidad clínica.** Si no hay síntomas, como dolor en el pecho, dificultad para respirar, mareos o fatiga excesiva, generalmente se considera la práctica sexual segura. El médico evaluará tu estado físico y la capacidad para hacer esfuerzos moderados.

- **Tiempo de espera.** Por lo general, se recomienda esperar entre 2 y 4 semanas después del infarto, siempre que el médico lo autorice. Este tiempo permite que el corazón se recupere de manera inicial y se eviten riesgos innecesarios. Si el infarto ha sido severo o ha habido complicaciones, el período de espera podría ser más largo (seis semanas o más).

Los factores a tener en cuenta antes de reanudar la práctica sexual son los siguientes:

- **Capacidad física.** Si te sientes cansada o experimentas molestias al realizar esfuerzos, es importante esperar hasta estar completamente recuperada.
- **Medicamentos.** Algunos tratamientos (como los beta-bloqueantes o anticoagulantes) pueden influir en la función sexual. Es importante hablar con tu médico sobre los efectos secundarios.
- **Aspecto emocional.** El infarto puede generar ansiedad, depresión o miedo a otro evento, lo cual también puede influir en la disposición para reanudar la actividad sexual.

Antes de retomar la actividad sexual, es esencial que el médico de cabecera o el cardiólogo evalúen tu recuperación y te den el visto bueno. La seguridad en esta fase de recuperación es crucial.

Rehabilitación cardíaca: una oportunidad que las mujeres no pueden perder

La rehabilitación cardíaca (RC) es un programa médico que combina varios elementos:

- Ejercicio físico supervisado.
- Educación sobre hábitos saludables.
- Apoyo emocional y psicológico.

Todo con el objetivo de mejorar la salud del corazón después de un infarto, una cirugía cardíaca o en personas con insuficiencia cardíaca.

¿Por qué es tan importante?

Participar en un programa de RC puede reducir el riesgo de volver a sufrir un infarto, mejora la calidad de vida y la capacidad para hacer actividades diarias y disminuye el riesgo de muerte. Esto último es especialmente cierto en las mujeres: un estudio realizado con más de 20.000 pacientes que habían tenido un infarto demostró que las mujeres que hicieron RC redujeron más su riesgo de muerte que los hombres.

¿Y por qué no participan más mujeres?

A pesar de los beneficios, las mujeres acuden menos que los hombres a los programas de RC por distintas razones:

- Desconocimiento: muchas mujeres no saben que existe la RC o que la necesitan.

- Falta de información tras el alta médica: a veces no reciben la recomendación o llamada del equipo sanitario.
- Costes y barreras prácticas: transporte, distancia al centro, horarios poco flexibles.
- Cansancio, dolor o miedo a hacer ejercicio, sobre todo tras el infarto.
- Responsabilidades familiares, que suelen recaer más sobre ellas.

¿Qué se puede hacer para incrementar su acceso a rehabilitación cardíaca?

- Informar mejor en los hospitales y centros de salud.
- Facilitar programas a distancia o híbridos (*online* + presencial).
- Ofrecer apoyo en transporte o programas cercanos al hogar.
- Adaptar los horarios para quienes cuidan de familiares.
- Crear entornos seguros, motivadores y centrados en las necesidades de las mujeres.

En resumen

La rehabilitación cardíaca salva vidas, y en el caso de las mujeres aún más. Si tú o una mujer cercana ha tenido un infarto o padece una enfermedad del corazón, pregunta por el programa de rehabilitación cardíaca más cercano. No es un lujo, es parte esencial del tratamiento.

La insuficiencia cardíaca en mujeres

La insuficiencia cardiaca ocurre cuando el corazón no puede bombear la sangre de forma eficaz para cubrir las necesidades del cuerpo. Esto no significa que el corazón se haya detenido, sino que funciona de manera insuficiente. Como consecuencia, la sangre se puede acumular en los pulmones o en otras partes del cuerpo (como las piernas o el abdomen), causando distintos síntomas:

- Dificultad para respirar.
- Cansancio extremo.
- Hinchazón en tobillos, pies o abdomen.
- Palpitaciones o latidos irregulares.
- Necesidad de orinar por la noche.
- Falta de apetito o sensación de hinchazón.

No se trata de una enfermedad aislada, sino la consecuencia de otros problemas que dañan el corazón, entre los cuales los más comunes son los siguientes:

- **Presión arterial alta (hipertensión).** Cuando la presión está mal controlada, el corazón tiene que hacer más esfuerzo y con el tiempo se debilita o se vuelve más rígido.
- **Enfermedad de las arterias del corazón (cardiopatía isquémica).** El colesterol o las placas de ateroma pueden estrechar o bloquear las arterias, lo que reduce el oxígeno que llega al corazón.
- **Infarto de miocardio previo.** Un ataque al corazón puede dañar el músculo cardíaco y dejar secuelas en su capacidad de bombeo.

- **Problemas en las válvulas cardíacas.** Las válvulas dirigen el flujo de sangre en el corazón. Si no funcionan bien, el corazón se sobrecarga.
- **Miocardiopatías.** Son enfermedades del músculo cardíaco. Algunas son hereditarias; otras se deben a infecciones, alcohol, drogas o ciertos medicamentos (como algunos usados en quimioterapia).
- **Miocarditis (inflamación del corazón).** Suele ser causada por virus, incluido el COVID-19, y también por efectos de ciertos tratamientos médicos.
- **Arritmias (latidos irregulares).** Un corazón que late demasiado rápido, lento o de forma irregular puede fallar en su función de bombeo.
- **Enfermedades crónicas.** Afecciones como la diabetes, la obesidad, las enfermedades del riñón o de la tiroides con el tiempo indirectamente afectan al corazón.
- **Otros factores dañinos.** El consumo excesivo de alcohol y drogas, las infecciones graves, algunos medicamentos y la genética también pueden afectar de forma negativa al corazón.

Sabías que...

- Las mujeres mayores de 65 años son más propensas a desarrollar insuficiencia cardíaca con función preservada, es decir, el corazón se contrae bien, pero no se relaja adecuadamente.
- Muchas veces se confunden los síntomas con otras enfermedades, como ansiedad o fatiga por la edad, por lo que es fundamental consultar ante cualquier duda.
- Un diagnóstico precoz y un tratamiento adecuado pueden mejorar la calidad de vida y prolongar la supervivencia.

¿Qué debes hacer si has tenido una insuficiencia cardíaca?

- Controlar la presión arterial, el colesterol y la diabetes.
- Dejar de fumar.
- Mantener un peso saludable.
- Realizar ejercicio moderado regularmente.
- Seguir una alimentación equilibrada y con poca sal.
- Tomar correctamente la medicación prescrita.
- Acudir a revisiones médicas.

¿Qué debes hacer si empiezas a encontrarte mal?

Si experimentas dos o más de los síntomas descritos o notas un empeoramiento de tu estado general acude a tu centro de salud. Detectar la insuficiencia cardíaca a tiempo puede marcar la diferencia.

Por tanto, consulta a tu proveedor de atención médica si crees que estás sintiendo síntomas de insuficiencia cardíaca. Y desde luego llama al servicio de asistencia médica de emergencia si observas alguno de los siguientes síntomas:

- Dolor en el pecho.
- Desmayo o debilidad intensa.
- Latidos del corazón rápidos o irregulares con falta de aliento, dolor en el pecho o desmayos.
- Falta de aliento repentino y severo y tos con mucosidad espumosa blanca o rosada.

Estos síntomas pueden deberse a una insuficiencia cardíaca, pero hay muchas otras causas posibles, así que no intentes autodiagnosticarte. En la sala de emergencias, los médicos harán pruebas para saber a qué se deben.

Llama al servicio de asistencia médica de inmediato si tienes insuficiencia cardíaca y percibes alguna de estas otras señales:

- Tus síntomas empeoran de repente.
- Desarrollas un nuevo síntoma.
- Aumentas 2-3 kilogramos o más en unos pocos días.

Estos cambios podrían significar que la insuficiencia cardíaca existente está empeorando o que el tratamiento no está funcionando.

Tratamiento de la insuficiencia cardíaca

Con un buen tratamiento, es posible vivir mejor y durante más tiempo. El tratamiento de la insuficiencia cardíaca incluye:

- **Cambios en el estilo de vida.**

  o Perder peso si tienes sobrepeso.
  o Hacer ejercicio suave y regular (consultando siempre al médico).
  o Reducir el consumo de sal (menos sal en las comidas = menos retención de líquidos).
  o Controlar el estrés y descansar adecuadamente.

- **Medicamentos.** El médico puede recetarte varios medicamentos que ayudan al corazón a funcionar mejor, controlar la presión arterial, eliminar líquidos acumulados y reducir síntomas.

- En casos más graves, algunas personas pueden necesitar un marcapasos especial o un desfibrilador que ayude al corazón a latir correctamente.
- En casos muy severos, se puede valorar un trasplante de corazón.

Recuerda, la insuficiencia cardíaca es una condición seria, pero con los cuidados adecuados se puede vivir muchos años con buena calidad de vida.

CASO CLÍNICO
«Me late el corazón muy fuerte…, y cada vez es peor»

Esther es alta, delgada, deportista. Tiene 28 años, trabaja en el mundo de las finanzas y entra en la consulta con paso decidido, aunque en el fondo no espera gran cosa. Ha venido porque una amiga de su madre le ha dicho:

—Ve a pedir una segunda opinión. No pierdes nada.

Desde hace casi dos años algo no va bien: Esther siente unos latidos fuertes en el pecho, como si el corazón se le desbocara. Le pasa sobre todo cuando hace ejercicio y no cualquier ejercicio: hace *crossfit*, le encanta, es su vía de escape.

—Últimamente me tengo que parar a mitad de la clase. No puedo más. Y me da miedo. Sobre todo, no quiero dejarlo —me dice con voz entrecortada.

Había ido ya al médico de cabecera, que le dijo que era ansiedad y le recetó un ansiolítico. Pero los latidos del corazón continuaron inquietándole, sobre todo cuando empezaron a aparecer en cualquier momento del día, incluso cuando estaba tumbada intentando dormir. Volvió al médico. La envió al psiquiatra.

El psiquiatra, tras hablar con ella un rato, le explicó que tenía depresión. Que venía arrastrando mucha ansiedad desde hacía tiempo.

→

—La verdad es que mi trabajo es muy estresante..., y no me llevo bien con mi madre —me confiesa.

Me contó que había empezado a tomar un antidepresivo y una pastilla para dormir, pero nada había cambiado. Los latidos fuertes seguían ahí, como una alarma que no se apagaba.

Cuando la exploro, escucho un soplo claro en su corazón. Le hago un electrocardiograma. Todo parece normal, aunque el corazón va algo acelerado.

—Será porque estoy nerviosa —se justifica.

Le explico que vamos a hacerle más pruebas: una ecocardiografía y un *holter*, que registra el ritmo del corazón durante 24 horas. Dos semanas después vuelve y entonces veo la respuesta: Esther tiene una malformación de nacimiento, un prolapso mitral bilateral que ha provocado una insuficiencia mitral severa. En pocas palabras, su corazón no cerraba bien una de sus válvulas y eso le estaba afectando seriamente. Tenía que operarse, no había otra opción. Hoy, meses después, Esther está operada y se siente fenomenal. Ha dejado los antidepresivos y las pastillas para dormir. Ha vuelto a hacer *crossfit*, a disfrutar del ejercicio sin miedo. Su relación con su madre ha mejorado. Y en el trabajo también se siente más fuerte, más centrada, más segura.

—No era ansiedad. No era depresión. Era mi corazón.

¿Cuántas veces se nos dice a las mujeres que todo lo que nos pasa son «nervios»? Que estamos estresadas, que es psicológico... Esther no es la única. Pero tuvo la lucidez de insistir, de buscar otra opinión. Y eso le salvó la vida.

Arritmias en las mujeres

Las arritmias cardíacas son latidos irregulares que ocurren cuando los impulsos eléctricos que controlan el ritmo del corazón no funcionan correctamente. Esto puede causar que el corazón lata demasiado rápido, lento o de manera irregular.

¿Son peligrosas?

Si bien algunas arritmias son inofensivas, otras pueden poner en riesgo la vida. Las mujeres, especialmente aquellas con enfermedades cardíacas subyacentes, hipertensión o antecedentes familiares, pueden ser más vulnerables a arritmias que afectan el ritmo cardíaco de forma peligrosa.

Síntomas en las mujeres

Las arritmias pueden provocar sensaciones de palpitaciones o aleteo. Aunque las palpitaciones son el síntoma más común en todas las personas, ellas tienden a experimentar con mayor frecuencia síntomas adicionales:

- Fatiga y debilidad.
- Sensación de falta de aire.
- Dificultades de concentración.
- Dolor de cabeza o sudoración excesiva.

Se trata de síntomas poco comunes y por ese motivo a menudo se malinterpretan como trastornos de ansiedad, problemas de tensión arterial u otras afecciones no relacionadas con el corazón, lo que puede retrasar el diagnóstico adecuado y, por ende, el tratamiento necesario.

Si sientes que tu corazón late demasiado deprisa o, a la inversa, muy lentamente, o que tiene latidos irregulares, programa una cita para un control médico. Es posible que te indiquen consultar a un especialista.

Relación con el ciclo hormonal

El ciclo hormonal de la mujer influye significativamente en la frecuencia y presentación de las arritmias. Los cambios hormonales asociados con el ciclo ovárico, el embarazo y la menopausia pueden modificar la frecuencia y la severidad de algunas arritmias.

- Taquicardia intranodal: es más común en mujeres premenopáusicas, cuando los niveles de estrógenos disminuyen.
- Taquicardia ventricular idiopática: de origen en el tracto de salida del ventrículo derecho, también está relacionada con el ciclo ovárico.
- Síndrome del QT largo adquirido: más común en mujeres que en hombres, puede ser provocado por ciertos medicamentos o desequilibrios hormonales.

En general, estos tipos de arritmias son más prevalentes entre la población femenina que en la masculina.

Palpitaciones en mujeres menopáusicas

Durante la menopausia, muchas mujeres experimentan palpitaciones: una sensación de latidos rápidos, fuertes o irregulares del corazón. Aunque muchas veces son inofensivas, también pueden ser una señal de un problema cardíaco.

Los cambios hormonales propios de esta etapa, sobre todo la disminución de estrógenos, pueden afectar la forma en que el corazón responde a estímulos físicos y emocionales y favorecer la aparición de algunos signos de malestar:

- Cambios en el ritmo cardíaco.
- Mayor sensibilidad al estrés.
- Trastornos del sueño.
- Sensación de ansiedad sin causa aparente.

Los síntomas más habituales son:

- «Aleteo» en el pecho.
- Latidos rápidos o irregulares.
- Saltos del corazón.
- Sensación de «vacío» en el pecho.
- Calor, sudoración o mareo.

Pueden durar unos segundos o varios minutos y aparecer incluso en reposo. Es importante acudir a revisión si te encuentras en alguno de estos casos:

- Las palpitaciones son frecuentes o intensas.
- Se acompañan de dolor en el pecho, mareos o dificultad para respirar.
- Se presentan de forma repentina y sin explicación.
- Tienes antecedentes familiares de enfermedades cardíacas.

Las palpitaciones pueden deberse a diferentes factores:

- Cambios hormonales (menopausia).

- Estrés o ansiedad.
- Consumo de cafeína, alcohol o tabaco.
- Problemas de tiroides.
- Anemia o deshidratación.

Fibrilación auricular: más impacto en ellas

La fibrilación auricular (FA) es el tipo de arritmia más frecuente en la población adulta y es común tanto en hombres como en mujeres. Se produce cuando las señales eléctricas del corazón se desorganizan, haciendo que las aurículas (las cavidades superiores del corazón) latan de forma rápida e irregular.

En España, la FA afecta a más del 4 por ciento de las personas mayores de 40 años. En edades jóvenes es más habitual en hombres, pero después de los 75 años es igual de frecuente en toda la población. Sin embargo, las mujeres suelen verse más afectadas en su día a día que los varones.

¿Cómo afecta a las mujeres?

Los estudios clínicos suelen incluir menos mujeres que hombres, por lo que a veces se sabe menos sobre cómo evoluciona esta enfermedad en ellas. Sin embargo, la información de la que se dispone hoy en día muestra los siguientes datos:

- Las mujeres con FA tienden a tener más síntomas que los hombres.
- Ellas tienen una peor calidad de vida que ellos, con más fatiga, palpitaciones, ansiedad y limitaciones para realizar actividades cotidianas.

- La ansiedad y la depresión son más frecuentes en pacientes con FA que en la población general, y aún más en mujeres.

Estos síntomas emocionales no solo afectan al bienestar de la persona, sino que también repercuten en la forma en que se perciben los síntomas físicos y en cómo se sigue el tratamiento.

¿Qué se puede hacer?

- Hablar abiertamente con el médico sobre todos los síntomas, incluidos los emocionales.
- No minimizar las molestias: lo que parecen «nervios» puede ser parte de la enfermedad.
- Buscar apoyo psicológico si es necesario: cuidar el corazón también incluye atender la salud mental.

¿Por qué es importante detectarla?

Aunque en algunos casos no causa problemas, la fibrilación auricular aumenta el riesgo de sufrir ictus (embolia cerebral), insuficiencia cardíaca y otras complicaciones graves si no se trata a tiempo.

¿Cómo se detecta?

A veces no da síntomas, pero otras se pueden notar los siguientes signos:

- Palpitaciones o «aleteo» en el pecho.
- Cansancio o debilidad sin motivo.
- Mareos o desmayos.
- Dificultad para respirar.
- Dolor en el pecho.

Un simple electrocardiograma (ECG) puede diagnosticarla, pero a veces resulta imposible detectarla. Así ocurre con la fibrilación «paroxística», que va y viene. En esos casos se puede utilizar un monitor *holter*, que registra el ritmo del corazón durante 24 horas o más.

¿Tiene tratamiento?

¡Sí! El tratamiento busca controlar el ritmo o la frecuencia del corazón y prevenir trombos que puedan provocar un ictus. Puede incluir:

- Medicamentos para controlar el ritmo cardíaco.
- Anticoagulantes para evitar coágulos.
- Procedimientos como la cardioversión o la ablación.
- En algunos casos, marcapasos.

Recuerda, la fibrilación auricular es frecuente y más peligrosa en mujeres que en hombres, por lo que es importante prestar atención a los síntomas y hacerse chequeos médicos, especialmente a partir de los 65-70 años.

El paro cardíaco, un evento inesperado que puede ser fatal

El paro cardíaco ocurre cuando el corazón deja de latir repentinamente, lo que interrumpe el flujo de sangre al cerebro, los pulmones y el resto del cuerpo. Si no se actúa de inmediato, puede provocar daño cerebral o la muerte en pocos minutos. Aunque el paro cardíaco ocurre menos en mujeres (35 por ciento) que en hombres (65 por ciento), la supervivencia es peor en ellas, especialmente si es extrahospitalario, es decir, cuando se presenta fuera del hospital. Además, solo un 7 por ciento de las mujeres que sufren un paro cardíaco sobrevive en buen estado neurológico, frente al 9 por ciento de los hombres.

Las mujeres que se ven sorprendidas por un paro cardíaco suelen ser de mayor edad que los hombres que lo sufren y suelen tener más enfermedades crónicas, lo que complica su recuperación.

El paro cardíaco puede estar provocado por varias afecciones, incluyendo las siguientes:

- **Infarto de miocardio.** Puede causar fibrilación ventricular, un ritmo cardíaco descontrolado que puede llevar al paro cardíaco.
- **Miocardiopatía.** Es un agrandamiento o engrosamiento del músculo cardíaco que altera su función.
- **Enfermedades de las válvulas cardíacas** que pueden afectar el ritmo del corazón.
- **Defectos cardíacos congénitos,** que pueden aumentar el riesgo de paro cardíaco en jóvenes.
- **Síndrome de QT largo y otros trastornos del ritmo cardíaco.** Estos problemas pueden hacer que el corazón lata de manera descontrolada.

¿Por qué sobreviven menos las mujeres?

- **Síntomas poco reconocidos:** muchas veces las mujeres no tienen el típico dolor en el pecho, sino síntomas más sutiles, como fatiga, palpitaciones o dificultad para respirar, lo que retrasa la atención médica.
- **Menor acceso a tratamientos:** en el hospital, a las mujeres se les aplican menos técnicas avanzadas, como cateterismo o hipotermia controlada, aunque sus afecciones tengan la misma gravedad que las de los hombres.
- **Tipo de paro cardíaco:** las mujeres presentan con más frecuencia ritmos «no desfibrilables» para los que la descarga eléctrica no es efectiva, y esto empeora el pronóstico.
- **Lugar del paro cardíaco:** es más frecuente que a las mujeres les ocurra en su domicilio, donde hay menos testigos y se tarda más en empezar la reanimación.
- **Menor probabilidad de recibir RCP en la vía pública por los siguientes motivos:**

  o Miedo a tocar el cuerpo femenino por temor a acusaciones de abuso.
  o Percepción de que el cuerpo de la mujer es más frágil.
  o Creencia errónea de que los problemas cardíacos son «cosa de hombres».

Prevenir y actuar es clave

Aunque el paro cardíaco puede suceder sin previo aviso, es fundamental estar informados y preparados para actuar rápidamente en caso de que se presente. La reanimación cardio-pulmonar (RCP) y el uso de desfibriladores pueden salvar vidas. Los desfibriladores externos automáticos (DEA) son dispositivos que pueden reiniciar el corazón mediante una descarga eléctrica. Deberían estar presentes en los espacios públicos:

• Centros comerciales.
• Aeropuertos.
• Estaciones.
• Instalaciones deportivas.

Los DEA dan instrucciones por voz paso a paso a quien los vaya a utilizar. ¡No hace falta ser personal sanitario para usarlos!

Un tipo de arritmia llamada fibrilación ventricular puede causar una caída drástica de la presión arterial y provocar que la persona caiga al suelo en segundos, es decir, que tenga un colapso. Poco después, se detendrán su respiración y el pulso. Por tanto, la fibrilación ventricular es una emergencia que requiere atención médica de inmediato. De hecho, es la causa más frecuente de muerte cardíaca súbita.

El paro cardíaco suele ocurrir de forma repentina, pero a veces hay ciertas señales de aviso que te pueden poner en guardia:

• Dolor o presión en el pecho.
• Falta de aire.
• Mareos o desmayos.
• Palpitaciones o latidos irregulares.

Así que, si experimentas algo parecido, no minimices los síntomas ni esperes un segundo a ver si se te pasa. Tampoco pierdas tiempo si presencias un paro cardíaco y la persona afectada no respira, porque es crucial actuar rápidamente:

- Llama a los servicios de emergencia locales.
- Comienza a realizar RCP inmediatamente: haz compresiones en el pecho de 100 a 120 por minuto.
- Si tienes acceso a un desfibrilador externo automático (DEA), utilízalo.

Formación en reanimación cardiopulmonar con perspectiva de género

Actualmente, la mayoría de maniquíes usados en la formación en RCP tienen torso masculino. Es esencial contar con modelos que representen diferentes tipos de cuerpo, incluidos torsos femeninos con distintas formas y tamaños de pecho, para que las personas se sientan preparadas para actuar sin miedo y con confianza ante cualquier víctima, sea hombre o mujer.

La RCP salva vidas. Iniciar compresiones en el pecho rápidamente puede marcar la diferencia. Aprende RCP: hay cursos gratuitos y *online*. Aquí te ofrezco las nociones básicas:

- **Identificar la parada cardiaca.** Comienza la RCP en toda persona inconsciente o con respiración ausente o agónica. Puede ocurrir que se produzcan movimientos convulsivos breves al inicio de la parada. Espera a que cesen los movimientos y mira si la persona está inconsciente o sin respiración.
- **Alerta a los servicios de emergencia.** Hay que llamar inmediatamente. Si el reanimador se encuentra solo, pero con un teléfono móvil, hay que marcar el número del servicio de emergencia, activar el altavoz o manos libres e iniciar rápidamente la RCP asistido por el teleoperador del centro coordinador.

Maniobras básicas de RCP

- Coloca a la víctima boca arriba y mejor en superficie firme.
- Coloca la mano en el centro del pecho, en la mitad inferior del esternón, entre los pezones.
- Apoya la otra mano sobre la primera, con los dedos entrelazados.
- Realiza compresiones torácicas. Empuja hacia abajo con fuerza y rapidez a un ritmo de 100-120 compresiones por minuto.
- Las compresiones deben movilizar el pecho 5-6 centímetros.

Si se está capacitado, hay que acompañarlo con respiraciones de rescate:

- Abre la vía aérea inclinando la cabeza hacia atrás y levantando el mentón.
- Cubre la boca y la nariz con la boca.
- Insufla dos respiraciones profundas y lentas.

Continúa con la RCP hasta que llegue la ayuda o la persona se mueva o respire. Usa el desfibrilador externo automático (DEA) si hay uno disponible. Normalmente están ubicados con una señalización clara en los lugares públicos donde existen. Si has conseguido uno y una vez encendido:

- Coloca los electrodos en el tórax desnudo de la víctima, según la posición indicada en el DEA.

$\rightarrow$

- Nadie puede tocar a la víctima mientras el DEA analiza el ritmo del corazón,
- Si el DEA indica una descarga, nadie debe tocar a la víctima. Pulsa el botón de descarga según las indicaciones. A continuación, reinicia la RCP inmediatamente con 30 compresiones.
- Si el DEA no indica descarga, hay que seguir con las compresiones.

Consideraciones adicionales:

- No muevas a la persona a menos que sea absolutamente necesario para evitar un peligro mayor.
- Mantén la calma: la tranquilidad ayuda a tomar mejores decisiones.

Mediante este código QR podrás acceder a un vídeo explicativo para realizar la RCP básica en una mujer.

CASO CLÍNICO
María volvió a la vida en medio de la pista de baile

María vino a mi consulta del brazo de su marido. Venía a controlarse después de algo que había cambiado su vida por completo: un infarto. Pero no uno cualquiera. Todo comenzó una noche de sábado, mientras bailaba en una sala de fiestas, como solía hacer una vez al mes. Era su forma de desconectar.

Esa noche, mientras sonaba la música, su mundo se detuvo. Cayó al suelo de repente. Su marido pensó que tal vez se había mareado. Pero no fue eso. Fue mucho más grave.

Lo más curioso es que María no sintió ningún dolor en el pecho. Ninguna señal clara. Solo recuerda, de forma muy borrosa, haber dicho en voz baja:

—Me muero…

Y luego, nada más.

Tuvo suerte. Mucha suerte. En la sala había una enfermera entre el público que reaccionó con rapidez y empezó la reanimación. Un camarero llamó al 061. En pocos minutos llegaron los servicios de emergencia y con una descarga eléctrica le salvaron la vida.

María no recuerda nada de ese momento ni de los días que pasó intubada en la unidad de cuidados intensivos (UCI), pero, cuando despertó, oyó que alguien decía:

—Ha es-ta-do muer-ta.

Y sí, estuvo clínicamente muerta unos minutos. Hoy lo cuenta con asombro, con gratitud… y con esa energía que no se ha rendido del todo.

Fue una arritmia maligna la que provocó la parada cardíaca. El corazón entró en un ritmo fatal. Si no hubiera sido por la rapidez con la que actuaron, hoy no estaría viva.

Ingresó muy grave en nuestra unidad coronaria. Estaba intubada y conectada a una máquina que la ayudaba a respirar. Al principio, su estado era muy delicado, pero fue mejorando poco a poco. Con el tiempo, pudimos despertarla del coma inducido y retirarle el tubo de respiración. Fue un momento emocionante: estaba

→

consciente, respirando y por sí misma y en camino a recuperarse. Desde entonces, ha tenido que enfrentarse a otras
complicaciones: una embolia pulmonar, más arritmias, un
corazón dañado. Ha dejado el tabaco. Ha ganado peso.
No puede levantar cargas ni caminar como antes. La han
reubicado en su trabajo. Hay días que, simplemente, no
puede con su alma.

Y, sin embargo, dice cosas como esta:

—Hay gente que no cambia. Yo he tenido que parar
para recuperarme. Y eso…, eso es lo difícil de aceptar.

María no se presenta como una víctima. Habla como
una mujer que ha regresado a la vida desde el otro lado y
no quiere desperdiciar ni un solo minuto porque sabe mejor
que nadie que estar viva es un regalo.

Marcapasos y otros dispositivos: ¿se usan igual en hombres que en mujeres?

Los dispositivos cardíacos, como los marcapasos, desfibriladores y la terapia de resincronización ayudan a que el corazón
mantenga un ritmo adecuado. Sin embargo, no se utilizan de la
misma manera en mujeres y hombres, en parte por diferencias
en los tipos de problemas cardíacos que presentan.

Marcapasos

En mujeres, se colocan sobre todo por problemas como la disfunción sinusal (el «reloj natural» del corazón no funciona bien)
o una fibrilación auricular muy lenta. En hombres, el motivo más
común es un bloqueo completo entre las cavidades del corazón
(bloqueo aurículo-ventricular). El beneficio del marcapasos es
igual de eficaz en ambos casos y en ambos sexos.

Desfibriladores implantables automáticos

Son aparatos que evitan latidos peligrosamente rápidos que pueden provocar una parada cardíaca. Se implantan menos en mujeres que en hombres, aunque no está claro por qué porque los estudios sugieren que funcionan igual de bien en ambos individuos de sexos.

Terapia de resincronización cardíaca

Es un tratamiento que mejora el rendimiento del corazón en algunas formas de insuficiencia cardíaca. Curiosamente, las mujeres reciben este tratamiento con menos frecuencia que los varones, aunque los datos muestran que podrían beneficiarlas incluso más que a los hombres.

En resumen

Mismo beneficio, pero no siempre el mismo acceso. Es importante que tanto los profesionales como las pacientes estén informados. Las mujeres deben recibir una evaluación completa para asegurarse de que se les ofrece el mejor tratamiento disponible, incluyendo los dispositivos existentes en la actualidad si los necesitan.

La enfermedad valvular en las mujeres

Las enfermedades que afectan a las válvulas del corazón pueden manifestarse de distintas formas en las mujeres. Los síntomas varían en función del tipo y la gravedad de la enfermedad. Algunas mujeres pueden presentar falta de aire, fatiga, palpitaciones, mareos o dolor en el pecho, mientras que otras pueden no tener síntomas evidentes.

Es fundamental que las mujeres con factores de riesgo o sospecha de enfermedad valvular acudan a un cardiólogo para una evaluación y tratamiento adecuados.

Tipos comunes de enfermedad valvular en mujeres

- **Estenosis mitral.** Ocurre cuando la válvula mitral se estrecha, dificultando el paso de la sangre entre las cavidades del corazón. Puede causar fatiga, dificultad para respirar, latidos irregulares, mareos o dolor en el pecho.
- **Insuficiencia (o regurgitación) mitral.** La válvula mitral no cierra bien y permite que parte de la sangre retroceda. Suele provocar falta de aire, cansancio y palpitaciones.
- **Prolapso de la válvula mitral.** Esta es la valvulopatía más frecuente en la mujer. La válvula se abomba ligeramente hacia atrás al cerrarse. Muchas veces no produce síntomas y suele ser benigno, pero puede causar palpitaciones, mareos o sensación de falta de aire.
- **Enfermedad de la válvula aórtica.** La estenosis (estrechez) aórtica es la enfermedad valvular más frecuente en mujeres mayores, por encima de los 65 años. Ya sea por estrechamiento (estenosis) o por fuga (insuficiencia), puede provocar fatiga, dolor torácico, mareos y dificultad respiratoria.
- **Endocarditis.** Una infección puede dañar seriamente las válvulas. Sus síntomas incluyen fiebre, fatiga y soplo cardíaco detectable por el médico.

Factores de riesgo y causas más frecuentes

- **Fiebre reumática:** consecuencia de una infección de garganta no tratada, puede dañar la válvula mitral.
- **Cardiopatías congénitas:** algunas mujeres nacen con válvulas anómalas.
- **Enfermedades degenerativas:** el envejecimiento puede endurecer o calcificar las válvulas.
- **Infecciones:** como la endocarditis, que puede lesionar gravemente las válvulas.

¿Cómo se diagnostica una enfermedad valvular?

- **Ecocardiograma:** es una ecografía del corazón que muestra el funcionamiento de las válvulas.
- **Electrocardiograma (ECG):** detecta alteraciones en el ritmo cardíaco.
- **Prueba de esfuerzo:** evalúa cómo responde el corazón al ejercicio.
- **Cateterismo cardíaco:** proporciona imágenes detalladas del corazón y sus válvulas.

Tratamiento

- **Medicamentos:** para aliviar síntomas y evitar complicaciones.
- **Procedimientos percutáneos:** como la reparación o el reemplazo de la válvula sin cirugía abierta (TAVI, clip mitral o tricuspídeo).
- **Cirugía:** en casos más graves puede requerirse cirugía para reparar o sustituir la válvula afectada.

Las mujeres con estenosis aórtica presentan una mayor mortalidad que los hombres debido a un diagnóstico más tardío, una primera valoración especializada demorada y una derivación menos frecuente y más tardía para tratamiento. Es necesario implementar medidas para mejorar esta situación y asegurar que ambos sexos reciban una atención equivalente.

> **En resumen**
>
> Es muy importante que las mujeres con enfermedad valvular sigan las indicaciones de su médico, mantengan controles regulares y adopten hábitos de vida saludables. Un diagnóstico y tratamiento a tiempo pueden marcar la diferencia y mejorar la calidad de vida.

Nuevas especialidades del corazón que cuidan de ti en momentos clave

La cardiología se adapta a nuevas necesidades. Hoy existen equipos especializados que protegen tu corazón en situaciones delicadas, como el cáncer o el embarazo.

Cardio-oncología. Cuidamos tu corazón mientras luchas contra el cáncer

Algunos tratamientos contra el cáncer pueden afectar el corazón. Por eso, los cardiólogos especializados en cardio-oncología trabajan en equipo con oncólogos y otros profesionales para proteger tu salud cardiovascular antes, durante y después del tratamiento.

¿Cuándo puede ayudarte este equipo?

- Si ya tienes una enfermedad cardíaca.
- Si tu tratamiento puede afectar al corazón.
- Si ya has recibido quimioterapia o radioterapia.

Además, se investiga cómo prevenir mejor estos efectos y ofrecer los tratamientos más seguros e innovadores.

Cardio-obstetricia. Cuidamos tu corazón y el de tu bebé

Durante el embarazo, el corazón trabaja más. Si tienes un problema cardíaco o aparecen complicaciones, el equipo de cardio-obstetricia te acompaña en cada etapa:

- Valora el riesgo antes del embarazo.
- Hace un seguimiento personalizado durante la gestación.
- Realiza una planificación segura del parto.
- Lleva a cabo cuidados especiales después del parto si hacen falta.

Este equipo lo forman cardiólogos, obstetras, anestesistas, enfermeras especializadas y otros profesionales sanitarios e interviene cuando se detecta alguna de estas circunstancias:

- Enfermedades cardíacas congénitas.
- Arritmias.
- Enfermedades de las válvulas.
- Complicaciones durante el embarazo, como preeclampsia o miocardiopatía del posparto.

PARTE V
PREVENCIÓN, DEFENSA Y EMPODERAMIENTO

13

Escucha tu corazón

Cómo defenderse en la consulta médica

Las mujeres suelen ser infradiagnosticadas o erróneamente diagnosticadas, especialmente cuando se trata de dolor, problemas cardiovasculares o enfermedades autoinmunes. Un factor que contribuye a este problema es el sesgo sistémico que atribuye sus síntomas a causas psicológicas, como la ansiedad o el estrés.

Por lo tanto, la clave es empoderar a las mujeres para que se expresen de forma clara, segura y con una estructura médica, sin sentirse desestimadas ni dudar de sí mismas. ¿Cómo ayudar a las mujeres a expresarse eficazmente en el médico? Al principio, hay que comunicar hechos, no sentimientos. Muchas mujeres tienden a empezar una entrevista médica con frases como «creo que pueden ser nervios» o «me siento fatal, pero creo que solo estoy ansiosa». Uno de los motivos para que hablen así es porque esta frase es un escudo que les permite pensar que no tienen ninguna enfermedad y pueden seguir con su vida llena de tareas, sin parar, siempre anteponiendo el cuidado de los demás al propio.

Al acudir a una consulta médica hay que empezar dando detalles objetivos antes de expresar emociones. En lugar de comentar: «Me siento fatal, pero creo que solo estoy ansiosa», hay que decir: «Siento una presión en el pecho que dura alrededor de 30 minutos, sobre todo después de caminar. Empezó a ocurrirme la semana pasada y está empeorando».

Preparar un registro o resumen de síntomas por escrito

Elaborar un listado de tus síntomas antes de acudir al médico puede ayudarte a reducir los nervios y garantizar que mencionas todo lo que te ocurre. Así, es más difícil que se te olviden los datos importantes porque los llevas escritos y te encontrarás más segura al expresarte.

Si te dicen que lo que notas puede deberse al estrés, plantea preguntas específicas: «¿Qué podría estar causando esto además del estrés?», «¿podemos descartar que tenga angina de pecho con una prueba?», «¿debería consultar con un especialista?». De este modo, convertirás una conversación pasiva en proactiva.

También puedes manifestar tanto los aspectos físicos como los emocionales, sin que los últimos invaliden a los primeros. Por ejemplo: «Me he sentido ansiosa porque estos síntomas están afectando a mi vida diaria, no al revés». Esta distinción es importante.

Si no te has sentido atendida o de acuerdo con el diagnóstico de tu médico hay que saber que en España y en otros muchos países las pacientes tienen derecho a:

- Solicitar una segunda opinión.
- Pedir que se practiquen pruebas adicionales.
- Acceder al propio historial médico.
- Estar acompañadas durante la cita.

Es muy importante que las mujeres se preparen para ir al médico. Sentirse escuchadas y hablar con autoridad es clave para combatir los prejuicios en la atención médica.

HOJA DE PREPARACIÓN PARA LA VISITA MÉDICA

Datos personales:

Nombre: ....

Fecha: ....

Médico/especialidad: ....

Síntoma principal:

¿Cuál es el síntoma que más te preocupa? ....

¿Desde cuándo lo tienes? ....

¿Con qué frecuencia ocurre? (diaria, semanal, esporádi-
camente, de modo constante) ....

Descripción del síntoma:

¿Dónde lo sientes? ....

¿Cómo lo describirías? (dolor punzante, ardor, presión,
hormigueo, otro: ....).

¿De 1 a 10, cuánta intensidad tiene? .... Sobre 10.

Ritmo y patrón:

¿Cuándo aparece? (mañana, noche, después de comer,
al caminar, etc.) ....

¿Cuánto tiempo dura cuando se presenta? ....

$\rightarrow$

¿Qué lo empeora? ....

¿Qué lo alivia? ....

Otros síntomas que has notado:

Falta de aire, ahogo.

Cansancio.

Mareos.

Náuseas.

Taquicardia.

Palpitaciones.

Ansiedad o estrés.

Otros: ....

Dile al médico todo lo que esperas de esta visita:

Un diagnóstico.

Una derivación a un especialista.

Pruebas o análisis.

Explicaciones claras.

Opciones de tratamiento.

Preguntas que toda mujer debería hacerse sobre su estilo de vida

Para mejorar la prevención cardiovascular, una mujer debería plantearse una serie de cuestiones clave relacionadas con su estilo de vida, salud actual y antecedentes familiares. Aquí te dejo algunas de las más importantes:

1. ¿Cuál es mi historial médico personal?

- ¿Tengo antecedentes de hipertensión, diabetes o colesterol alto?

- ¿He experimentado síntomas como dolor en el pecho, dificultad para respirar o fatiga excesiva?

2. **¿Tengo antecedentes familiares de enfermedades cardiovasculares?**
   - ¿Mis padres, abuelos o hermanos han tenido problemas de corazón, como infartos o enfermedades relacionadas?

3. **¿Cómo es mi alimentación?**
   - ¿Estoy consumiendo una dieta equilibrada rica en frutas, verduras, granos enteros, proteínas magras y grasas saludables?
   - ¿Estoy tomando demasiados alimentos procesados, azúcares o grasas saturadas?
   - ¿Cuántas veces al día como alimentos ricos en sodio, como comida rápida o enlatada?

4. **¿Cuánto ejercicio hago a la semana?**
   - ¿Estoy haciendo actividad física moderada, como caminar, nadar o andar en bicicleta durante al menos 150 minutos a la semana?
   - ¿Mi actividad física incluye ejercicios de fuerza o resistencia para mejorar la salud cardiovascular?

5. **¿Cuál es mi peso y mi índice de masa corporal?**
   - ¿Estoy en un peso saludable o tengo sobrepeso u obesidad, lo que podría aumentar mi riesgo cardiovascular?

6. **¿Tengo controlado mi estrés?**
   - ¿Cómo manejo el estrés y la ansiedad? ¿Practico técnicas de relajación, como yoga, meditación o respiración profunda?

7. ¿Duermo bien cada noche?

- ¿Estoy durmiendo entre siete y nueve horas por la noche? El mal sueño o el insomnio pueden aumentar el riesgo de enfermedades cardiovasculares.

8. ¿Estoy controlando bien mis niveles de colesterol y presión arterial?

- ¿He realizado revisiones regulares para conocer mis niveles de colesterol y presión arterial?
- ¿He consultado con mi médico sobre cómo mantenerlos dentro de un rango saludable?

9. ¿Fumo o consumo alcohol?

- ¿Fumo o estoy expuesta al humo?
- ¿Consumo alcohol en exceso? (se recomienda un consumo moderado, no más de una copa al día y de modo ocasional).

10. ¿He consultado a mi médico para un chequeo cardiovascular regular?

- ¿Adopto medidas preventivas, como chequeos anuales con un médico para revisar mi salud cardiovascular?

Estas preguntas son solo el comienzo, pero tenerlas en mente puede ayudarte a un enfoque proactivo en la prevención de enfermedades cardiovasculares. También es clave mantener una comunicación abierta con tu médico y seguir sus recomendaciones.

El enfoque preventivo, basado en un estilo de vida saludable, se posiciona como la herramienta más poderosa y accesible para reducir los riesgos cardiovasculares. Adoptar hábitos que promuevan el bienestar físico y mental no solo previene infartos y accidentes cerebrovasculares, sino que también mejora la salud integral, la calidad de vida y la longevidad en las mujeres. Prueba a seguir estos sencillos consejos para mantener tu corazón en forma:

- **No fumes ni te expongas al humo del tabaco.** Fumar daña los vasos sanguíneos. Es uno de los principales factores de riesgo para las enfermedades cardíacas. Si fumas y no puedes dejar de hacerlo, habla con el equipo de atención médica sobre los programas o tratamientos que pueden ayudar a dejarlo.
- **Mantén una alimentación saludable.** Elige para tu dieta diaria granos o cereales integrales, frutas y verduras, productos lácteos bajos en grasa o descremados y carnes magras. Consume menos sal y azúcar y evita las grasas trans o saturadas.
- **Haz ejercicio con regularidad y mantén un peso saludable.** Si tienes sobrepeso, bajar algunos kilos puede reducir el riesgo de enfermedades cardíacas. Pregúntale a tu equipo de atención médica cuál es tu peso adecuado.
- **Controla el estrés.** El estrés puede hacer que las arterias se estrechen, lo que aumenta el riesgo de padecer enfermedades cardíacas, particularmente la enfermedad microvascular coronaria. Hacer más ejercicio, practicar la atención plena (*mindfulness*) y conectarte con otras personas en grupos de apoyo son algunas maneras de aliviar el estrés.
- **Limita el consumo de alcohol.** Si decides beber alcohol, hazlo con moderación. Para los adultos sanos, significa una copa al día en el caso de las mujeres y hasta

dos copas al día en el de los hombres y solo de manera ocasional.

- **Controla la presión arterial, la glucosa en la sangre y el colesterol.** Haz cambios en tu estilo de vida y toma los medicamentos según lo indicado. Acude a exámenes médicos regularmente.

- **Duerme bien.** Descansar mal aumenta el riesgo de padecer enfermedades cardíacas y de otros tipos. Los adultos deben intentar dormir entre siete y nueve horas diarias.

Siempre es buena idea consultar con el médico para determinar la frecuencia ideal de los chequeos según el historial de salud de cada persona. Un chequeo cardiovascular típico incluiría:

- **Medición de la presión arterial.**
- **Análisis de colesterol y lípidos** (para evaluar el colesterol total, LDL, HDL y triglicéridos).
- **Análisis de glucosa** o prueba de tolerancia a la glucosa para detectar diabetes o prediabetes.
- **Evaluación de peso e índice de masa corporal (IMC).**
- **Revisión de hábitos de vida** (alimentación, ejercicio, consumo de alcohol, etc.).

Además, es importante que cualquier síntoma inusual, como dolor en el pecho o dificultad para respirar, se consulte de inmediato con el médico.

14

El poder del estilo de vida

Nutrición, ejercicio y la gestión del estrés

Una alimentación saludable

Hay que alimentar el corazón con inteligencia. Una nutrición adecuada es uno de los pilares más efectivos en la prevención cardiovascular para vivir más y mejor. Las elecciones alimentarias diarias modulan factores clave como la presión arterial, los niveles de colesterol, el control glucémico y la inflamación sistémica.

Si observas estas recomendaciones clave, te resultará muy fácil comer sano:

- Sigue una dieta mediterránea y Dietary Approaches to Stop Hypertension (dieta contra la hipertensión arterial, DASH): ambas se basan en alimentos frescos, integrales y mínimamente procesados.

- Prepara comidas caseras, sencillas y equilibradas.
- Planifica menús semanales.
- Elige alimentos saludables:

  - Verduras y frutas, mínimo cinco porciones al día.
  - Legumbres y cereales integrales.
  - Pescado azul (rico en omega-3), dos veces por semana.
  - Frutos secos y semillas naturales.
  - Aceite de oliva virgen extra como principal grasa de tus platos.

- Nutrientes protectores de tu organismo:

  - Ácidos grasos omega-3: pescados grasos, nueces, semillas de chía y lino.
  - Fibra soluble porque reduce el colesterol LDL: avena, legumbres, frutas con piel.
  - Polifenoles y antioxidantes: presentes en las frutas del bosque, el té verde y el chocolate negro.
  - Potasio y magnesio: esenciales para el control de la presión arterial.

Lo que se debe limitar al máximo:

- Grasas trans y saturadas (frituras, embutidos, carnes rojas procesadas y alimentos ultraprocesados).
- Azúcares añadidos (refrescos, dulces industriales).
- Exceso de sal (embutidos, enlatados, *snacks*).
- Alcohol en exceso (máximo una copa al día ocasionalmente).

En etapas como la menopausia, hay un cambio hormonal que incrementa el riesgo cardiovascular. El patrón alimentario debe adaptarse a este cambio con mayor énfasis en fibra, fitoestrógenos, calcio y vitamina D.

Actividad física y corazón: un órgano en movimiento es un órgano saludable

La inactividad física es uno de los principales factores de riesgo para las enfermedades cardiovasculares. Moverte regularmente protege tu corazón y mejora tu calidad de vida. Permanecer muchas horas sentado sin moverse puede:

- Aumentar la presión arterial y el colesterol.
- Dificultar la circulación sanguínea.
- Favorecer el aumento de peso y la diabetes.
- Aumentar el riesgo de infarto y enfermedades del corazón.
- Dañar tu estado de ánimo y tu salud mental.

¿Qué beneficios tiene moverse?

- Fortalece el corazón y mejora la circulación.
- Disminuye la presión arterial.
- Mejora el colesterol ($\downarrow$ LDL, $\uparrow$ HDL) y los niveles de azúcar.
- Favorece el control del peso corporal.
- Fortalece huesos y músculos y previene la osteoporosis (muy importante en las mujeres).
- Mejora el ánimo y reduce la ansiedad y la depresión.
- Favorece la memoria y la función cerebral.

Ejercicios recomendados según las guías internacionales

- Actividad aeróbica moderada: mínimo 150 minutos por semana (caminar rápido, natación, bicicleta).
- Fuerza muscular: al menos dos veces por semana (pesas, yoga, ejercicios funcionales).
- Flexibilidad y movilidad: previene las lesiones y mejora la calidad de vida.

Barreras comunes que impiden a las mujeres hacer ejercicio

- Falta de tiempo (carga de cuidado no remunerado).
- Fatiga crónica o estrés.
- Percepción negativa de la actividad física.

> **Solución**
>
> Promover actividades integradas en el día a día, adaptadas a cada etapa de la vida (incluyendo embarazo y menopausia), y crear redes de apoyo.

¿Qué tipo y cuánto ejercicio se recomienda?

- 150-300 minutos semanales de actividad aeróbica moderada. Ejemplo: caminar rápido 30-45 minutos al día, cinco días a la semana.
- Dos días a la semana de ejercicios de fuerza. Ejemplo: pesas, yoga, sentadillas, subir escaleras.

- Evitar estar sentado más de dos horas seguidas. Haz pausas activas de tres a cinco minutos cada hora.

Ejemplos de actividades físicas saludables

No necesitas una equipación de gimnasia ni una suscripción cara. Puedes elegir lo que más te guste o lo que mejor se adapte a tu día a día:

- Caminar a paso ligero.
- Bailar en casa o en grupo.
- Bicicleta al aire libre o estática (que hasta la puedes utilizar mientras ves la televisión).
- Nadar.
- Yoga o pilates.
- Subir escaleras en lugar de usar el ascensor.
- Caminar o montar en bicicleta para ir al trabajo o hacer recados.
- Jugar con los niños o las mascotas.
- Pausas activas en el trabajo.

¿Y si no tengo mucho tiempo?

Divide el ejercicio en bloques. Incluso diez minutos varias veces al día tienen efecto protector. Prueba el entrenamiento por intervalos. Por ejemplo, camina a paso normal → acelera de uno a dos minutos → vuelve al paso normal → repite.

Este método ayuda a quemar calorías, bajar la presión arterial y mejorar el rendimiento del corazón.

¿Y si tengo problemas de salud?

Consulta con tu equipo médico antes de iniciar un plan de ejercicio si tienes enfermedades cardiovasculares, diabetes, dolor en el pecho o limitaciones físicas. Un plan personalizado puede ayudarte a moverte con seguridad y eficacia.

Estrés crónico y salud cardiovascular: la conexión mente-corazón

Ya hemos visto que el estrés psicosocial es un factor de riesgo cardiovascular por sí mismo. Hay técnicas de manejo del estrés con evidencia científica sobre sus resultados.

- *Mindfulness* y meditación guiada: mejoran la variabilidad del ritmo cardíaco y reducen la presión arterial (estudio MBSR, Mindfulness-Based Stress Reduction).
- Terapia cognitivo-conductual (TCC): mejora el autocuidado, reduce la ansiedad.
- Ejercicio consciente (yoga, taichí).
- Psicoterapia y redes de apoyo social.
- Higiene del sueño: dormir de siete a nueve horas de calidad por noche.
- Tiempo para ti misma: cultivar *hobbies*, pausas activas y autocuidado.
- Actividad física regular.
- Conexión social y espiritualidad.

Enfoque integral y perspectiva de género

No se trata solo de adoptar hábitos, sino de crear las condiciones sociales, emocionales y económicas que permitan a las mujeres sostenerlos. Las desigualdades estructurales, la violencia, la pobreza y la sobrecarga de tareas domésticas también son factores de riesgo cardiovascular indirectos.

Claves para una verdadera prevención:

- Educación en salud desde edades tempranas.
- Acceso a servicios médicos con enfoque de género.
- Programas comunitarios y laborales que promuevan bienestar.
- Visibilizar los síntomas cardiovasculares en mujeres (que pueden ser diferentes).

Conclusión: empoderamiento y prevención

El corazón de las mujeres merece atención, respeto y acción preventiva. El estilo de vida no es solo una herramienta de salud, sino una forma de empoderamiento. Elegir una alimentación consciente, moverse con alegría y gestionar el estrés son actos cotidianos de autocuidado que protegen no solo el cuerpo, sino también la mente y el alma.

Prevenir no es restringir, es vivir mejor.

Consejos personalizados para mujeres en diferentes etapas de la vida

Dieta semanal para mujeres adolescentes (12-18 años)

Pautas clave antes de la dieta:

- Energía diaria: aprox. 2.000-2.400 kcal, según la actividad física.

Dieta semanal saludable para mujeres adolescentes

DÍA	DESAYUNO	MEDIA MAÑANA	COMIDA	MERIENDA	CENA
Lunes	Leche + pan integral con aceite de oliva	Fruta (manzana) + puñado de nueces	Lentejas estofadas + arroz + ensalada	Yogur natural + plátano	Tortilla francesa + puré de calabaza + pan integral
Martes	Yogur natural con avena y fresas	Tostadas integrales con aguacate	Pollo al horno + patata cocida + brócoli al vapor	Zumo natural + puñado de almendras	Ensalada completa con atún y huevo cocido
Miércoles	Leche con cereales integrales sin azúcar	Fruta (pera) + 1 huevo cocido	Pasta integral con tomate, pavo y queso rallado	Pan integral con queso fresco	Merluza a la plancha + arroz + ensalada verde
Jueves	Batido de leche con plátano y avena	Zanahorias *baby* + humus	Garbanzos con espinacas y huevo duro + naranja	Yogur con nueces	Sándwich integral de atún, tomate y lechuga
Viernes	Leche + tostadas con tomate y jamón	Fruta (kiwi) + puñado de pipas sin sal	Arroz con verduras y huevo a la plancha	Pan con crema de cacahuete natural	Pizza casera de vegetales y queso
Sábado	Yogur natural con fruta y muesli	Batido de leche con frutas	Hamburguesa casera de pollo + pan integral + ensalada	Fruta + galletas integrales caseras	Sopa de verduras + tortilla de patatas al horno
Domingo	Tostadas integrales con aguacate y huevo	Zumo natural + frutos secos	Paella de verduras y marisco + ensalada	Yogur natural + plátano	Crema de calabacín + bocadillo pequeño de jamón

- Macronutrientes: alto contenido en proteínas, hierro, calcio, vitamina D, ácido fólico y fibra.
- Evitar refrescos azucarados, *snacks* ultraprocesados y bollería industrial. En tu menú diario no pueden faltar:
- De dos a tres raciones de lácteos (leche, yogur, queso bajo en grasa).
- De tres a cinco raciones de fruta y verdura.
- De una a dos raciones de proteína animal o vegetal (carne magra, pescado, huevos, legumbres).
- De cuatro a seis raciones de cereales integrales.
- Agua como bebida principal.

Dieta semanal para una mujer activa en edad fértil

El objetivo es disponer de energía estable, buena salud hormonal, hierro suficiente (especialmente si hay menstruaciones abundantes), apoyo cardiovascular y bienestar digestivo.

Incluye cinco comidas al día adaptadas a preferencias personales y alergias.

Tu menú de cada día debe tener:

- Hierro: legumbres, espinacas y frutos secos que hay que combinar con alimentos ricos en vitamina C para asimilarlo.
- Calcio: lácteos, bebidas vegetales enriquecidas, almendras, tofu.
- Omega-3: pescado azul dos veces/semana, nueces, semillas de lino.
- Hidratación: agua e infusiones (hibisco, rooibos, menta) sin azúcar.

Completa tu plan de vida saludable con actividad física regular.

Dieta semanal para una mujer activa en edad fértil

DÍA	DESAYUNO	MEDIA MAÑANA	COMIDA	MERIENDA	CENA
Lunes	Tostadas integrales con aguacate y semillas de chía + yogur natural + kiwi	Puñado de almendras + mandarina	Lentejas con arroz integral y verduras + ensalada de tomate y rúcula + fruta	Pan integral con queso fresco	Tortilla de espinacas y cebolla + calabacín a la plancha
Martes	Avena cocida con bebida vegetal, plátano y canela + café o té verde	Huevo duro + zanahoria cruda	Salmón al horno con limón + quinoa con verduras + fruta rica en vitamina C	Yogur + nueces	Crema de calabaza + revuelto de champiñones con ajo
Miércoles	Pan integral con humus + naranja	Puñado de pistachos + té de hibisco	Pechuga de pollo a la plancha + batata asada + brócoli al vapor	Fruta + 1 onza de chocolate de > 70 % de cacao	Ensalada completa con lentejas, huevo duro, aguacate y rúcula
Jueves	Yogur con frutos rojos, avena y semillas de lino	Tostada con crema de cacahuete natural	Pisto con huevo + arroz integral + fruta	Plátano + puñado de anacardos	Filete de merluza con limón + ensalada de espinacas y zanahoria

DÍA	DESAYUNO	MEDIA MAÑANA	COMIDA	MERIENDA	CENA
Viernes	Tostada integral con tomate y aceite de oliva + té o café	Fruta + yogur	Garbanzos con espinacas y pimiento rojo + arroz + fruta	Infusión + puñado de nueces	Crema de verduras + tortilla francesa + pan de centeno
Sábado	Batido de espinacas, plátano y bebida vegetal + tostada con tahini	Huevo cocido + fruta	Pasta integral con atún, calabacín y cebolla + fruta	Yogur + frutas desecadas sin azúcar	Ensalada templada de lentejas, arroz y verduras + infusión
Domingo	Pan de centeno con aguacate y huevo pochado + fruta cítrica	Café o té + puñado de almendras	Paella vegetal o con marisco + ensalada verde + fruta	Tostada con crema de almendras + fruta	Puré de zanahoria y puerro + pescado blanco a la plancha

Dieta semanal para la mujer menopáusica

Lo ideal es que esté basada en la dieta mediterránea y sea rica en fitoestrógenos, calcio, omega-3, fibra y antioxidantes. Recomendaciones generales:

- Tres comidas principales + 2 tentempiés saludables.
- Hidratación: mínimo 1,5-2 litros de agua a diario.
- Limitar la ingesta de café (máximo 2 tazas/día) y alcohol (máximo una copa de vino tinto de modo ocasional).
- Priorizar alimentos naturales y frescos.
- Actividad física diaria (caminar, yoga, fuerza funcional).

Complementos sugeridos:

- Vitamina D (consultar con un profesional si hay deficiencia).
- Calcio (puede proceder de alimentos y si es necesario de suplementos).
- Magnesio (para ayudar al sueño y la relajación muscular).
- Omega-3 (si no se consume pescado, considerar tomar un suplemento).

Dieta semanal para una mujer menopáusica

DÍA	DESAYUNO	MEDIA MAÑANA	COMIDA	MERIENDA	CENA
Lunes	Yogur natural sin azúcar + chía + frutos rojos + pan integral con aguacate	5-6 nueces + 1 kiwi	Salmón al horno con limón y eneldo + quinoa con verduras asadas + ensalada verde	Infusión de salvia o manzanilla + pan integral con humus	Sopa de verduras + tortilla de espinacas y cebolla + pan integral
Martes	Avena cocida con leche de soja, manzana rallada y canela + té verde	1 mandarina + queso fresco	Pollo al curry con leche de coco + arroz integral + ensalada con zanahoria y rúcula	Batido con leche vegetal, fresas y lino molido	Crema de calabaza + tostadas con aguacate y tomate
Miércoles	Smoothie verde (espinacas, plátano, pepino, jengibre, leche de almendras) + almendras	Yogur natural + avena	Merluza a la plancha + puré de boniato + brócoli al vapor	Pan integral con crema de almendras	Ensalada templada con garbanzos, tomates secos, espinacas y huevo duro + infusión digestiva
Jueves	Tostadas integrales con ricota y miel + 1 naranja	Puñado de pistachos + agua con limón	Lentejas guisadas con verduras + ensalada con aguacate	Yogur con lino molido y frutas secas (orejones o pasas)	Revuelto de tofu con cúrcuma y espinacas + champiñones salteados + pan integral

→

DÍA	DESAYUNO	MEDIA MAÑANA	COMIDA	MERIENDA	CENA
Viernes	Batido de leche de soja, avena, pera y jengibre + pan integral con tahini	Infusión relajante + puñado de arándanos	Pavo a la plancha + ensalada tibia de cuscús, garbanzos y verduras + fruta	Yogur con nueces y miel	Crema de zanahoria y jengibre + tortilla de calabacín + infusión de salvia
Sábado	Pan integral con aguacate, tomate y semillas + huevo cocido + té rojo	Fruta + puñado de almendras	Paella vegetal con arroz integral y legumbres + ensalada de rúcula, hinojo y naranja	Leche vegetal caliente con canela + 2 galletas integrales caseras	Sopa miso con tofu y algas + verduras al wok + pan con humus
Domingo	Pan de centeno con queso bajo en grasa y mermelada sin azúcar + zumo de pomelo	Puñado de nueces + infusión	Lubina al horno con hierbas + patata cocida con piel + espárragos a la plancha	Yogur con semillas y frutas del bosque	Ensalada de lentejas con mango, rúcula y tomate *cherry* + infusión de manzanilla

Dieta para mayores de 65 años

La sarcopenia es la pérdida de masa muscular que ocurre con el envejecimiento y puede afectar la calidad de vida de las personas mayores. Una dieta adecuada puede ayudar a prevenir o minimizar esta condición al proporcionar los nutrientes necesarios para mantener y fortalecer los músculos. Aquí te dejo algunos consejos para una dieta orientada a evitar la sarcopenia en mujeres mayores:

1. **Aumentar la ingesta de proteínas de alta calidad.** Las proteínas son fundamentales para el mantenimiento y crecimiento muscular. Se recomienda distribuir su consumo a lo largo del día.
   Fuentes recomendadas:
   - Carnes magras (pollo, pavo).
   - Pescado (salmón, atún, sardinas).
   - Huevos.
   - Lácteos bajos en grasa (leche, yogur, queso).
   - Legumbres (lentejas, garbanzos, alubias).
   - Tofu.

Cantidad recomendada: aproximadamente 1,0-1,2 gramos de proteína por kilogramo de peso corporal al día, dependiendo de la actividad física.

2. **Incluir ácidos grasos saludables.** Las grasas saludables ayudan a la función muscular y la salud general.
   Fuentes recomendadas:
   - Aceite de oliva virgen extra.
   - Frutos secos (almendras, nueces).
   - Aguacate.
   - Pescado graso (salmón, sardinas).

3. Incorporar carbohidratos complejos. Los carbohidratos son la principal fuente de energía para el cuerpo y deben provenir principalmente de fuentes integrales para garantizar una liberación sostenida de energía.

Fuentes recomendadas:

* Arroz integral.
* Avena.
* Pan integral.
* Patatas.
* Quinoa
* Legumbres.

4. Asegurar un buen aporte de calcio y vitamina D. El calcio es crucial para la salud ósea y la vitamina D ayuda a la absorción de calcio y tiene un rol importante en la función muscular.

Fuentes de calcio recomendadas:

* Lácteos.
* Vegetales de hoja verde, como espinacas y brócoli.
* Almendras.
* Tofu.

Fuentes de vitamina D recomendadas:

* Exposición al sol.
* Pescados grasos.
* Huevos.
* Leche.
* Cereales.

5. Vitaminas y minerales clave

* Magnesio: ayuda en la función muscular. Se encuentra en nueces, semillas, legumbres y vegetales de hoja verde.

- Vitamina B12: importante para la función nerviosa y la salud muscular. Se encuentra en carnes, pescados, huevos y lácteos.

6. **Hidratación.** Mantenerse bien hidratada es esencial para la función muscular, ya que la deshidratación puede dificultar la contracción de los músculos.

7. **Suplementos (si es necesario).** Si la ingesta de nutrientes clave no es suficiente a través de la dieta, se pueden considerar tomar suplementos bajo la supervisión de un profesional de la salud.

- Proteína en polvo: puede ser útil para asegurar un consumo adecuado de proteína.
- Vitamina D: si los niveles son bajos, se puede considerar un suplemento.

Pautas generales para mayores de 65 años

- **Frutas y verduras:** cinco raciones al día.
- **Proteínas de calidad:** pescado, huevos, legumbres, carnes magras, lácteos.
- **Calcio y vitamina D:** fundamentales para prevenir la osteoporosis.
- **Agua:** al menos de seis a ocho vasos diarios (aunque no se tenga sed).
- **Reducir la sal y los azúcares añadidos.**
- **Fraccionar la alimentación:** de cinco a seis comidas al día para evitar inapetencia o fatiga.

Dieta semanal para mayores de 65 años

DÍA	DESAYUNO	ALMUERZO	COMIDA	MERIENDA	CENA
Lunes	Leche semidesnatada + tostada con aceite y tomate	Fruta + puñado de nueces	Lentejas con verduras + merluza al horno	Yogur natural + kiwi	Sopa + tortilla de calabacín
Martes	Avena con leche y plátano	Queso fresco + mandarina	Pollo guisado + arroz integral + ensalada	Infusión + pan integral con aguacate	Verdura hervida + huevo duro
Miércoles	Yogur + pan integral con mermelada sin azúcar	Fruta + puñado de almendras	Pescado azul a la plancha + puré de patata	Leche + galletas integrales	Crema de verduras + fiambre de pavo
Jueves	Leche + cereales integrales + fruta	Batido de plátano con leche	Garbanzos con espinacas + ensalada	Yogur natural + frutos secos	Revuelto de champiñones + pan integral
Viernes	Pan integral con queso + zumo de naranja	Fruta + nueces	Filete de ternera + judías verdes + arroz	Infusión + tostada con miel	Pisto de verduras + queso fresco
Sábado	Leche + bizcocho casero de avena y plátano	Yogur + manzana	Paella de verduras + pescado blanco al horno	Fruta + galletas integrales	Puré de calabaza + tortilla francesa
Domingo	Café con leche + pan con jamón cocido	Fruta + frutos secos	Cocido suave (solo garbanzos y verduras)	Yogur natural + fruta de temporada	Crema de puerros + filete de pollo a la plancha

Recomendaciones adicionales:

- Suplementación de vitamina D y calcio si lo indica el médico.
- Cuidar la higiene bucal y la textura de los alimentos (si hay problemas para masticar o tragar).
- Evitar comidas copiosas o muy grasas por la noche.
- Ajustar la dieta si hay enfermedades como diabetes, hipertensión o insuficiencia renal.

En resumen

Una dieta rica en proteínas, grasas saludables, carbohidratos complejos, vitaminas y minerales es fundamental para prevenir la sarcopenia. Además, el ejercicio regular y mantener un estilo de vida activo son cruciales para la salud muscular en la tercera edad. Es recomendable consultar a un profesional de la salud o un dietista para personalizar el plan según las necesidades individuales.

15

La brecha de género en la investigación

Infrarrepresentación de las mujeres en los ensayos clínicos

Como ya he comentado, las mujeres han sido poco representadas en los estudios sobre salud. Durante muchos años, la mayoría de los estudios clínicos que han servido para definir cómo se previenen, diagnostican y tratan muchas enfermedades, especialmente las cardiovasculares, se han hecho mayoritariamente con hombres, lo que ha tenido un impacto negativo directo sobre la salud de las mujeres.

¿Qué es un ensayo clínico?

Un ensayo clínico es un estudio en el que se prueba si una técnica médica, un tratamiento o un fármaco funciona y es seguro. Se realiza con personas voluntarias y es fundamental para saber si algo va a obtener resultados positivos en la práctica médica.

Sesgos históricos en la investigación cardiovascular

Aunque las mujeres representan la mitad de la población mundial, su presencia en muchos estudios ha sido baja o directamente inexistente. Incluso cuando se incluyen mujeres, muchas veces los resultados no analizan por separado ambos sexos, lo que impide entender si hay diferencias relevantes.

Esto ha ocurrido por varias razones:

- Miedo a riesgos durante el embarazo. Durante mucho tiempo se evitó incluir mujeres en edad fértil por miedo a que quedaran embarazadas durante el estudio.
- Ideas erróneas. Se asumía que si algo funcionaba en hombres, lo haría igual en mujeres.
- Variabilidad hormonal. Algunos investigadores consideran que los cambios hormonales femeninos (como el ciclo menstrual) «complican» el análisis de resultados.
- Falta de perspectiva de género en la investigación médica.

¿Qué consecuencias tiene esta infrarrepresentación?

- Diagnósticos menos precisos. Como los síntomas típicos se definieron en hombres, muchas veces no se reconocen los síntomas diferentes en las mujeres. Por ejemplo, en los ataques al corazón, muchas mujeres no presentan solo el clásico «dolor en el pecho», sino además fatiga, náuseas o dolor en la espalda.

- Tratamientos menos eficaces o con mayor riesgo de efectos adversos. Algunos medicamentos pueden tener efectos distintos o más intensos en las mujeres, pero, si no se las incluye en los estudios, no se puede saber.
- Mayor mortalidad y complicaciones. La falta de evidencia específica para mujeres puede llevar a tratamientos menos adecuados, con peores resultados de salud.

¿Por qué es importante para ti?

Porque una medicina que no considera las diferencias entre hombres y mujeres no es una medicina justa ni completa. Para cuidar mejor la salud de todas las personas, necesitamos investigación que incluya a las mujeres y entienda cómo se manifiestan y se tratan las enfermedades en ellas.

Cómo impactan estos sesgos en la práctica clínica actual

Las enfermedades cardiovasculares son la principal causa de muerte tanto en hombres como en mujeres en todo el mundo. Sin embargo, durante décadas, la investigación, el diagnóstico y el tratamiento cardiovascular se centraron casi exclusivamente en la fisiopatología masculina. Esta visión sesgada ha tenido consecuencias graves para la salud de las mujeres al aumentar el riesgo de un diagnóstico tardío, tratamientos menos agresivos y mayores tasas de mortalidad.

Falta de campañas de concienciación específicas

Solo una de cada cinco mujeres reconoce que la enfermedad cardiovascular es su principal amenaza de salud (AHA, 2021). A pesar de campañas como Go Red for Women, persiste una baja percepción del riesgo cardiovascular en mujeres. El desconocimiento por parte de las mujeres de esta amenaza para su salud condiciona una menor atención a los síntomas, retraso en buscar atención médica y peor evolución clínica.

16

Mujeres que lideran
el cambio

Perfiles de mujeres pioneras
en cardiología e investigación

A lo largo de la historia, las mujeres han tenido que superar barreras culturales, científicas y sociales para abrirse camino en el mundo de la medicina y la investigación cardiovascular. Hoy, gracias a su coraje, talento y determinación, lideran avances que están transformando la atención cardiovascular para las generaciones futuras.

A continuación, te presento algunos perfiles de mujeres que han dejado una huella imborrable.

Helen Taussig (EE. UU.)

Pionera norteamericana en cardiología pediátrica, diseñó junto con Alfred Blalock la técnica quirúrgica para corregir la tetralogía de Fallot («bebés azules»). Fue fundadora de la cardiología pediátrica moderna y la primera mujer presidenta de la Asociación Estadounidense del Corazón.

Maureen O'Connor (EE. UU.)

Pionera en investigación sobre enfermedad microvascular coronaria en mujeres. Sus estudios demostraron que muchas mujeres con angina tienen disfunción microvascular, aunque sus arterias principales estén libres de obstrucción.

Nanette Wenger (EE. UU.)

Referente en cardiología geriátrica y cardiovascular en mujeres, esta norteamericana ha sido una de las primeras especialistas en demostrar que la enfermedad cardíaca es la principal causa de muerte en mujeres y que su presentación clínica es diferente. Su trabajo cambió paradigmas y abrió caminos para la medicina de género.

Bernadine Healy (EE. UU.)

Fue la una líder visionaria en el campo de las ciencias biomédicas y la primera mujer directora de los Institutos Nacionales de Salud en Estados Unidos. Impulsó el estudio Women's Health Initiative (WHI), uno de los ensayos clínicos más importantes de la historia sobre salud femenina.

Ileana Piña (EE. UU.)

Cardióloga e investigadora hispana, es defensora de la equidad en la atención de insuficiencia cardíaca, especialmente en mujeres y minorías desfavorecidas. Su liderazgo abrió espacios para una cardiología más diversa y representativa, especialmente en ensayos clínicos.

Viola Vaccarino (EE. UU.)

Profesora y presidenta del Departamento de Epidemiología en la Escuela de Salud Pública Rollins de la Universidad de Emory (Atlanta, EE. UU.) y en Cardiología en la Emory School of Medicine. Formada en Medicina en la Universidad de Milán y doctora en Epidemiología por Yale; ha liderado investigaciones sobre determinantes sociales, emocionales y biológicos del riesgo cardiovascular. Pionera en estudiar el impacto del estrés emocional, la depresión y el trastorno de estrés postraumático como factores de riesgo para coronariopatías, especialmente en mujeres jóvenes, revelando una mayor susceptibilidad femenina a la isquemia inducida por estrés.

Angela Maas (Países Bajos)

Cardióloga, ocupa la cátedra de Cardiología para Mujeres en el Radboud University Medical Center de los Países Bajos. Es una referente internacional en salud cardiovascular femenina, centrada sobre todo en los síntomas cardíacos en mujeres de mediana edad y factores de riesgo específicos del sexo femenino. Fundó un centro especializado en enfermedad coronaria microvascular y ha liderado iniciativas como el registro holandés de disección coronaria espontánea (SCAD). También es editora de la revista *European Cardiology Review* y ha publicado más de 260 artículos científicos. Voz clave en la promoción de una medicina cardiovascular con perspectiva de género, es autora del libro A *Woman's Heart* e impulsora del enfoque de género en la Sociedad Europea de Cardiología. En 2020 recibió la Orden del León Neerlandés por su labor.

Roxana Mehran (EE. UU.)

Cardióloga intervencionista de referencia mundial, esta iraní de nacimiento nacionalizada estadounidense ha liderado ensayos clínicos sobre diferencias de género en intervenciones coronarias y aboga activamente por la inclusión de mujeres en ensayos clínicos cardiovasculares.

Es reconocida por su destacada trayectoria en investigación cardiovascular, en particular en el área de intervencionismo coronario y resultados clínicos en mujeres. Junto con la doctora Marie-Claude Morice, es un referente internacional en su campo. Ambas fundaron Women as One, una organización sin ánimo de lucro que tiene como objetivo aumentar la representación y el liderazgo de las mujeres en medicina, especialmente en especialidades tradicionalmente dominadas por hombres, como la cardiología intervencionista.

Los objetivos principales de Women as One son:

- Promover la equidad de género en la medicina.
- Proporcionar formación, respaldo y oportunidades de desarrollo profesional a mujeres médicas de todo el mundo.

- Facilitar redes de colaboración entre profesionales de la salud para impulsar el liderazgo femenino.
- Visibilizar las desigualdades estructurales en el ámbito médico y científico.

C. Noel Bairey Merz (EE. UU.)

Directora del Centro del Corazón de la Mujer Barbra Streisand de Cedars-Sinai y promotora de campañas de concienciación sobre salud pública, esta doctora estadounidense es líder en investigación sobre angina sin obstrucción coronaria aparente (MINOCA, INOCA), muy prevalente en mujeres.

Martha Gulati (EE. UU.)

Especialista norteamericana en prevención cardiovascular con enfoque de género, formada en la Universidad de Toronto y la Universidad de Chicago, ha sido pionera en integrar la perspectiva de género en la atención cardiovascular. Actualmente es directora de Cardiología Preventiva en el Instituto del Corazón Smidt de Cedars-Sinai y directora asociada del Centro del Corazón de la Mujer Barbra Streisand.

Ha presidido la Sociedad Americana de Cardiología Preventiva, liderado las guías nacionales sobre dolor torácico (2021) y es autora del libro *Saving Women's Hearts*. Su labor ha sido reconocida internacionalmente por su compromiso con una atención equitativa y personalizada para las mujeres.

Vera Regitz-Zagrosek (Alemania)

Fundadora del Instituto de Medicina de Género en Berlín, líder europeo en la investigación sobre diferencias sexo/género en enfermedades cardiovasculares. Esta cardióloga alemana ha influido en la incorporación de la perspectiva de género en guías clínicas y educación médica.

Janet Wright (EE. UU.)

Cardióloga estadounidense líder del programa nacional Million Hearts para reducir eventos cardiovasculares, es una firme defensora de la equidad en prevención y del acceso de las mujeres a una atención sanitaria de calidad.

Habiba Ben Romdhane (Túnez)

Investigadora y promotora de políticas de salud cardiovascular en mujeres del Magreb.

Hoy, miles de mujeres de todo el mundo continúan el legado de estas profesionales de la salud cardiovascular femenina innovando en investigación básica, liderando ensayos clínicos multicéntricos, diseñando programas de prevención cardiovascular adaptados a mujeres y ocupando puestos de liderazgo científico y académico. Su ejemplo demuestra que el cambio no solo es posible, sino imparable. Liderar el cambio significa no solo abrir puertas para nosotras, sino construir caminos para quienes vienen detrás.

Esfuerzos globales para cerrar la brecha de género

El cierre de la brecha de género en la enfermedad cardiovascular ha avanzado en los últimos años, pero todavía hay mucho por hacer. Aquí te presento los principales cambios y las áreas que aún requieren atención:

- **Mayor reconocimiento de las diferencias de género.** Se ha empezado a reconocer en todo el mundo que las enfermedades cardiovasculares afectan a hombres y mujeres de manera diferente. Las mujeres, por ejemplo, suelen presentar síntomas distintos y más graves de enfermedades como el infarto de miocardio de los que experimentan los varones. Esto está llevando a un enfoque más personalizado en el diagnóstico y tratamiento.
- **Investigación más inclusiva.** En el pasado, la investigación cardiovascular estaba predominantemente centrada en hombres. Ahora, muchas instituciones y gobiernos están promoviendo estudios que incluyan a mujeres para poder entender mejor cómo impactan las enfermedades cardiovasculares en ambos sexos y cómo pueden diferir los enfoques terapéuticos.
- **Concienciación sobre los factores de riesgo específicos para las mujeres.** Se está prestando más atención a factores de riesgo que afectan de manera particular a las mujeres, como la hipertensión gestacional, la preeclampsia y los efectos del uso de anticonceptivos hormonales. Las campañas de concienciación están ayudando a que las mujeres reconozcan estos factores y busquen atención médica más temprano de lo que lo han hecho hasta ahora.

- **Iniciativas de políticas de salud pública.** Instituciones internacionales como la OMS han comenzado a implementar políticas que aborden las desigualdades de género en la atención cardiovascular. Esto incluye guías y programas de formación para médicos y profesionales de la salud sobre las diferencias de género en la presentación, diagnóstico y tratamiento de las enfermedades cardiovasculares.

Lo que aún debe cambiar

- **Desigualdad en el acceso a la atención.** Aunque se ha avanzado en el reconocimiento de las diferencias de género, en muchas partes del mundo las mujeres siguen teniendo menos acceso a la atención de calidad para las enfermedades cardiovasculares. Esto es especialmente cierto en países de bajos y medianos ingresos.
- **Desigualdades en el diagnóstico y tratamiento.** A pesar de los avances de las últimas décadas, las mujeres siguen siendo diagnosticadas más tarde que los hombres y con más frecuencia se les recetan tratamientos menos agresivos que a ellos, lo que puede contribuir a peores resultados a largo plazo. A menudo, sus síntomas no se reconocen adecuadamente y se les pueden descartar diagnósticos de enfermedades cardíacas por falta de conocimiento sobre las presentaciones típicas en mujeres.
- **Falta de liderazgo femenino en cardiología.** Aunque ha habido un aumento en el número de mujeres en la medicina cardiovascular, aún existen barreras estructura-

les y culturales que dificultan su ascenso a posiciones de liderazgo. Las mujeres siguen enfrentando obstáculos para acceder a oportunidades de liderazgo, a pesar de sus logros y competencias.

- **Educación y formación insuficientes.** Muchos programas educativos y de formación médica aún no incluyen suficiente información sobre las diferencias de género. Es necesario que los currículos se adapten para garantizar que los profesionales de la salud estén bien preparados para identificar y tratar las enfermedades cardiovasculares en mujeres.

- **Mayor integración de factores psicosociales.** En comparación con los varones, las mujeres enfrentan una mayor carga de factores psicosociales, como el estrés relacionado con el trabajo y la familia, que afectan a su salud cardiovascular. Sin embargo, la investigación sobre esta cuestión sigue siendo limitada.

Los próximos pasos

- **Incorporar enfoques de género en todas las etapas de la investigación.** Se necesita investigar más la influencia de los factores biológicos, sociales y psicológicos específicos de género en el desarrollo y tratamiento de las enfermedades cardiovasculares.

- **Implementar programas de capacitación para los profesionales de la salud.** Es esencial proporcionar formación continua sobre cómo reconocer y tratar enfermedades cardiovasculares en mujeres, especialmente en lo que respecta a sus síntomas diferentes a los de los hombres.

- **Desarrollar políticas para garantizar un acceso equitativo a la atención.** Las políticas de salud pública deben centrarse en eliminar las barreras económicas, sociales y culturales que impiden que las mujeres accedan a una atención de salud adecuada, especialmente en regiones con limitaciones de recursos. Con esta idea, en 2016, la OMS lanzó una campaña para promover el acceso equitativo a la salud cardiovascular en mujeres, especialmente en países de ingresos bajos y medios.

En resumen, aunque ha habido avances importantes en la comprensión y tratamiento de la enfermedad cardiovascular en las mujeres, la brecha de género persiste. Es crucial seguir avanzando en investigación, educación y políticas públicas para cerrar esta brecha y asegurar una atención equitativa para todos los géneros.

Liderazgo en cardiología

Aunque el número de mujeres que ingresan en el mundo de la cardiología está aumentando, aún representan solo el 15-20 por ciento de los miembros en sociedades profesionales de cardiología. Un estudio realizado por el American College of Cardiology reveló que las mujeres ocupan menos del 10 por ciento de las posiciones de liderazgo en departamentos de cardiología y centros de investigación en Estados Unidos.

En un estudio que realicé en 2019, abordé específicamente la brecha de género en los puestos de responsabilidad dentro de la cardiología en España. Los resultados señalaban que, a pesar de que las mujeres constituyen aproximadamente el 40 por ciento de los cardiólogos en España, existía una gran desigualdad en cargos de liderazgo: solo el 19 por ciento de los jefes clínicos eran mujeres. La investigación también encontró que ellas únicamente ocupaban el 11 por ciento de los puestos de jefatura de servicio y apenas suponían el 7 por ciento de los profesores titulares en cardiología. En cuanto en la participación en la Sociedad Española de Cardiología (SEC), desde su fundación en 1944, la primera y única vez que una mujer ha presidido su comité ejecutivo fue en 1999. En los últimos 25 años, solo el 15 por ciento de los cargos de Secretaría General, Tesorería y Vicepresidencia de la SEC han sido ocupados por mujeres. Asimismo, únicamente el 8 por ciento de los puestos de Presidencia y Editores de la revista de la SEC han sido desempeñados por mujeres y la publicación solo ha tenido una editora jefe desde su fundación.

En este sentido, la OMS y otras instituciones de salud global están promoviendo políticas que incluyan la perspectiva de género. Sin embargo, el 40 por ciento de los países todavía no han implementado políticas específicas para abordar la salud cardiovascular en mujeres, según un informe del Global Cardiovascular Disease Observatory.

Superar estos desafíos requiere un mayor compromiso de los gobiernos, organismos internacionales y organizaciones no gubernamentales que los decida a poner en marcha de inmediato las siguientes medidas:

- Incrementar la financiación en salud cardiovascular femenina.
- Promover políticas que aborden las barreras sociales y culturales que afecten a las mujeres, como la falta de acceso a la atención en zonas rurales o marginadas.
- Mejorar la recopilación de datos de salud desagregados por género para evaluar de manera efectiva el impacto

de las políticas sanitarias y asegurar que las intervenciones sean apropiadas para las mujeres.

Una llamada a la acción para mujeres, familias, profesionales clínicos y legisladores

Mejorar salud cardiovascular de las mujeres no es una responsabilidad exclusiva del sistema sanitario, sino que involucra a distintos sectores de la sociedad. Todos tenemos un papel esencial que desempeñar. Esta es una llamada urgente a la acción colectiva.

Para las mujeres

- Exige atención equitativa. Las enfermedades cardiovasculares también son cosa de mujeres. Si tienes síntomas o antecedentes, pide atención especializada y no temas buscar una segunda opinión.
- Infórmate y actúa. Conocer tus riesgos (hipertensión, colesterol, diabetes, menopausia) y los síntomas que pueden ser diferentes a los de los hombres es el primer paso. Hazte chequeos regulares y prioriza tu bienestar.
- Vive con salud. Una alimentación equilibrada, actividad física regular y el manejo del estrés son claves para la prevención.
- Apoya a las demás. Comparte lo que sabes, conversa con amigas y familiares y promueve una cultura de cuidado mutuo. Juntas podemos cambiar la realidad cardiovascular de las mujeres.

Para las familias

- Crea un entorno de apoyo. Acompaña a las mujeres de tu entorno en su cuidado cardiovascular. La salud familiar es interdependiente.
- Promueve hábitos saludables en conjunto. Cocinar de forma sana, hacer ejercicio y apoyar espacios de autocuidado refuerzan la prevención y el bienestar de todos.

Para el profesional sanitario

- Reconoce las diferencias de género. Es crucial que los profesionales de la salud reconozcan la presentación y el tratamiento de las enfermedades cardiovasculares en las mujeres. Las investigaciones deben incorporar más datos sobre la población femenina para garantizar que el tratamiento sea apropiado y eficaz para todos los géneros.
- Promueve la formación continua. Los clínicos deben estar al tanto de las últimas investigaciones sobre enfermedades cardiovasculares en mujeres y asegurarse de que las pautas de tratamiento las tengan en cuenta.
- Fomenta el liderazgo femenino. Las mujeres en la medicina deben tener oportunidades para liderar y tomar decisiones importantes en la atención y la investigación de enfermedades cardiovasculares. Es esencial crear un entorno inclusivo y de apoyo.

Para el legislador

- Impulsa políticas de salud pública inclusivas. Es fundamental que los legisladores promuevan políticas que fomenten la igualdad en el acceso a la atención cardiovascular para las mujeres. Esto incluye asegurar que los sistemas de salud tengan protocolos que consideren las necesidades específicamente femeninas.
- Apoya la investigación de enfermedades cardiovasculares en mujeres. La brecha en la investigación de enfermedades cardiovasculares entre hombres y mujeres debe cerrarse. Los legisladores deben asegurar que se asignen fondos suficientes para la investigación centrada en la salud cardiovascular femenina.
- Aboga por la igualdad en el lugar de trabajo. Las políticas públicas deben promover la equidad de género en la medicina y garantizar que las mujeres tengan las mismas oportunidades de avanzar en sus carreras, especialmente en roles de liderazgo y decisión en instituciones médicas y científicas.

Lo cierto es que el camino hacia una atención cardiovascular equitativa para las mujeres no es solo una responsabilidad de los profesionales de la salud o de los legisladores. Todos tenemos un papel que desempeñar. Las mujeres deben ser defensoras de su propia salud, las familias han de ser fuentes de apoyo, los clínicos tienen que ofrecer una atención equitativa y los legisladores deben crear un entorno que apoye el acceso y la investigación necesaria para combatir las disparidades de género. Juntos podemos cerrar la brecha de género en la salud cardiovascular y asegurar que todas las mujeres reciban la atención que merecen.

Visión para un futuro con perspectiva de género en la atención cardiovascular

En un futuro cercano, la atención cardiovascular será completamente inclusiva y adaptada a las necesidades específicas de las mujeres, reconociendo las diferencias biológicas, hormonales y sociales que afectan a su salud cardíaca. Las enfermedades cardiovasculares dejarán de ser consideradas un problema predominantemente masculino y las mujeres recibirán diagnósticos precisos, tratamientos eficaces y una prevención adecuada desde etapas tempranas de la vida.

Este futuro estará marcado por una investigación equitativa que no solo examine las enfermedades cardiovasculares en hombres, sino también en mujeres, considerando las disparidades de género en la prevalencia, los síntomas y los resultados del tratamiento. Los profesionales de la salud estarán capacitados para identificar las señales tempranas en las mujeres y ofrecer tratamientos que se adapten a sus necesidades particulares. Además, la educación pública aumentará la conciencia sobre la importancia de la salud cardiovascular femenina y las políticas de salud pública promoverán un enfoque equitativo en todos los niveles.

El enfoque será holístico, considerando no solo la biología, sino también los factores psicosociales y culturales que afectan a la salud de las mujeres, como el estrés, la carga de trabajo doméstico, la discriminación de género y el acceso desigual a los servicios de salud. Las mujeres estarán empoderadas para tomar decisiones informadas sobre su salud y los sistemas de salud estarán diseñados para ofrecerles el apoyo necesario.

Recursos y organizaciones para un mayor apoyo

- **American Heart Association (AHA) - Women's Heart Disease.** Proporciona información, recursos y programas educativos específicamente centrados en la salud cardiovascular de las mujeres.
- **Sociedad Española de Cardiología (SEC). Mujer y Corazón.** En este marco se encuentra desde el 2016 el Grupo de Trabajo en la Mujer. La sección Mujer y Corazón de la SEC promueve la investigación y sensibilización sobre las enfermedades cardiovasculares en mujeres.
- **National Heart, Lung, and Blood Institute (NHLBI).** Women and Heart Disease. Ofrece materiales educativos y recursos sobre la prevención de enfermedades cardíacas en mujeres, investigaciones y campañas de sensibilización.
- **Cardiovascular Research Network (CVRN).** Lleva a cabo proyectos y estudios que abordan las diferencias de género en las enfermedades cardiovasculares, promoviendo la equidad en la investigación y la atención.
- **World Heart Federation (WHF).** Promueve la salud cardiovascular global y lucha contra las desigualdades en el acceso a la atención médica con un enfoque especial en la salud de las mujeres.

Apéndice

Consejos para la salud cardíaca
por décadas de la vida

Década de los 20

- Mantén una dieta saludable rica en frutas, verduras y grasas saludables.
- Realiza actividad física regular (30 minutos de ejercicio moderado al menos cinco días a la semana).
- Mírate la presión arterial y el colesterol cada tres años, especialmente si hay antecedentes familiares de enfermedad cardiovascular.
- Evita el tabaco y limita el consumo de alcohol.
- Controla el estrés mediante técnicas como la meditación o el yoga.

Década de los 30

- Realiza chequeos médicos cada dos o tres años para controlar factores de riesgo como la hipertensión y el colesterol.
- Los chequeos han de ser más frecuentes si tienes factores de riesgo: tabaquismo, hipertensión, diabetes, pre-

diabetes, colesterol o triglicéridos elevados o en el caso de que se tengan antecedentes familiares cercanos con enfermedades cardiovasculares prematuras.

- Si estás planeando tener hijos, consulta sobre el impacto en la salud cardiovascular del embarazo (preeclampsia, diabetes gestacional).
- Mantén un peso saludable y controla tus niveles de azúcar en sangre.
- Promueve hábitos saludables entre tus amigos y familiares para crear un entorno de apoyo.

Década de los 40

- Realiza un chequeo de salud cardiovascular completo anual, incluyendo análisis de colesterol, presión arterial y evaluación de riesgos cardiovasculares.
- Si estás experimentando cambios hormonales (perimenopausia), habla con tu médico sobre sus efectos en tu salud cardíaca.
- Aumenta el consumo de fibra, antioxidantes y alimentos ricos en omega-3.
- Mantén una rutina constante de ejercicio físico, preferentemente combinando cardio y fuerza.

Década de los 50

- Haz chequeos médicos anuales que incluyan un análisis de riesgo cardiovascular completo.
- Habla con tu médico sobre la menopausia y cómo los cambios hormonales pueden afectar a tu salud cardiovascular.

- Evalúa los antecedentes familiares y tu historial médico para ajustar tu estrategia preventiva.
- Considera un enfoque más agresivo en la reducción del estrés y el cuidado de la salud mental.
- Continúa haciendo ejercicio; si no lo practicabas, este es el momento de empezar, pero antes pídele consejo a tu médico para que te dé unas pautas que seguir que tengan en cuenta tu condición física.

Década de los 60 y más allá

- Realiza exámenes regulares de la salud cardiovascular, controlando la presión arterial, el colesterol y el azúcar en sangre.
- Consulta con tu médico sobre el uso de medicamentos preventivos para la salud cardiovascular si tienes factores de riesgo.
- Mantén la actividad física diaria adaptada a tus capacidades para mejorar la circulación y fortalecer el corazón con ejercicios de coordinación y fuerza.
- Asegúrate de tener un apoyo social adecuado para mantener tu salud emocional y psicológica.
- No ignores los síntomas de la angina de pecho, como dolor en el pecho o falta de aire.

No quisiera despedirme de ti sin decirte una última frase: con un enfoque global que integre la perspectiva de género en la investigación, la atención médica y la educación, podemos asegurar que las mujeres reciban el cuidado que necesitan para tener una vida larga y saludable, libre de las desigualdades que aún persisten en la salud cardiovascular.

La mejor prevención de un vistazo

1. Conoce tus cifras

- Presión arterial: < 130/80 mmHg.
- Glucosa en ayunas: < 100 mg/dL.
- Colesterol LDL: < 100 mg/dL.
- Índice de masa corporal (IMC): 18,5-24,9.

2. Adopta hábitos saludables

- Come frutas, verduras, legumbres, pescado y menos alimentos procesados.
- Haz al menos 150 minutos de actividad física moderada a la semana.
- No fumes. Si lo haces, busca ayuda para dejarlo.
- Duerme entre siete y ocho horas por noche.
- Controla el estrés y busca apoyo emocional.

Agradecimientos

A mis queridas pacientes, fuente constante de inspiración y motivación: Encarna, Inma, Susana, Ángeles, Benilde, Núria, Nany, Esmeralda, Esther, María, Eulalia, Anna, Ana, Margarita, Paciencia, Evelyn, Pilar... y miles de pacientes más. Y también a las que ya no están: Lluisa, Tele y Petra.

Gracias al editor Carlos Alcelay por confiar en mí para escribir este libro y por su apoyo constante durante todo el proceso.

A María Aldave, por sus brillantes sugerencias en la corrección del texto, que han enriquecido cada página con sensibilidad y claridad.

Y a todas las mujeres cuyas historias, silencios y luchas inspiran cada palabra de este proyecto.

Bibliografía

«ACOG Practice Bulletin No. 190: Gestational Diabetes Mellitus», *Obstet Gynecol*, 2018, 131(2), pp. e49-e64. doi: 10.1097/AOG.0000000000002501

AMERICAN DIABETES ASSOCIATION PROFESSIONAL PRACTICE COMMITTEE, «15. Management of Diabetes in Pregnancy: Standards of Care in Diabetes-2024», *Diabetes Care*, 2024, 47(Suppl 1), pp. S282-S294. doi:10.2337/dc24-S015

ARRARTE ESTEBAN, V., CAMPUZANO RUIZ, R., DE PABLO ZARZOSA, C., *et al.*; INVESTIGATORS OF THE AULARC REGISTRY, «The state of cardiac rehabilitation in Spain. Results of the AULARC registry», *Rev Espanola Cardiol* (Engl. ed.), 2024, 77(9), pp. 796-798. doi: 10.1016/j.rec.2024.04.014

BARÓ-MARINÉ, F, PIJUAN-DOMÈNECH, A., GOYA, M. D. M., *et al.*, «Progestogen only contraception in women with congenital heart disease», *J Obstet Gynaecol J Inst Obstet Gynaecol*, 2024, 44(1): 2320296. doi: 10.1080/01443615.2024.2320296

BOUARIU, A., PANAITESCU, A. M., NICOLAIDES, K. H., «First Trimester Prediction of Adverse Pregnancy Outcomes-Identifying Pregnancies at Risk from as Early as 11-13 Weeks», *Med Kaunas Lith*, 2022, 58(3), p. 332. doi: 10.3390/medicina58030332

CAMAJ, A., GIUSTINO, G., CLAESSEN, B. E., *et al.*, «Effect of stent diameter in women undergoing percutaneous coronary intervention with early- and new- generation drug-eluting stents: From the WIN-DES collaboration», *Int J Cardiol*, 2019, 287, pp. 59-61. doi: 10.1016/j.ijcard.2019.03.034

CAMPESI, I., FRANCONI, F., SEGHIERI, G., MELONI, M., «Sex-gender-related therapeutic approaches for cardiovascular complications associated with diabetes», *Pharmacol Res*, 2017, 119, pp. 195-207. doi: 10.1016/j.phrs.2017.01.023

CASTRO CONDE, A., GOYA, M., DELGADO MARÍN, J., *et al.*, «Recomendaciones de seguimiento a partir del «cuarto trimestre» de mujeres con complicaciones vasculares y metabólicas durante el embarazo. Documento de consenso de la SEC, SEMERGEN, semFYC y SEGO», REC *CardioClinics*, 2020, 55(1), pp. 38-46.

CHOLESTEROL TREATMENT TRIALISTS' (CTT) COLLABORATION; FULCHER, J., O'CONNELL, R., *et al.*, «Efficacy and safety of LDL-lowering therapy among men and women: meta-analysis of individual data from 174,000 participants in 27 randomised trials», *Lancet*, 2015, 385(9976), pp. 1397-1405. doi: 10.1016/S0140-6736(14)61368-4

CHYOU, J. Y., QIN, H., BUTLER, J., *et al.*, «Sex-related similarities and differences in responses to heart failure therapies», *Nat Rev Cardiol*, 2024, 21(7), pp. 498-516. doi: 10.1038/s41569-024-00996-1

CRUMP, C., SUNDQUIST, J., HOWELL, E. A., *et al.*, «Pre-Term Delivery and Risk of Ischemic Heart Disease in Women» J *Am Coll Cardiol*, 2020, 76(1), pp. 57-67. doi: 10.1016/j.jacc.2020.04.072

DAVIS, S. R., PINKERTON, J., SANTORO, N., *et al.*, «Menopause-Biology, consequences, supportive care, and therapeutic options», *Cell*, 2023, 186(19), pp. 4038-4058. doi: 10.1016/j.cell.2023.08.016

EBONG, I. A., QUESADA, O., FONKOUE, I. T., et al., «American College of Cardiology Cardiovascular Disease in Women Committee. The Role of Psychosocial Stress on Cardiovascular Disease in Women: JACC State-of-the-Art Review», J *Am Coll Cardiol*. 2024 Jul 16;84(3):298-314. doi: 10.1016/j.jacc.2024.05.016.

EKBLOM, Ö., CIDER, Å., HAMBRAEUS, K., *et al.*, «Participation in exercise-based cardiac rehabilitation is related to reduced total mortality in both men and women: results from the SWEDEHEART registry», *Eur J Prev Cardiol*, 2022, 29(3), pp. 485-492. doi: 10.1093/eurjpc/zwab083

EKPO, E., BALLA, S., NGO, S., *et al.*, «Underrepresentation of Women in Reduced Ejection Heart Failure Clinical Trials With Improved Mortality or Hospitalization», JACC *Adv*, 2024, 3(1):100743. doi: 10.1016/j.jacadv.2023.100743

FAROOQ, A., MARTIN, A., JANSSEN, X., *et al.*, «Longitudinal changes in moderate-to-vigorous-intensity physical activity in children and adolescents: A systematic review and meta-analysis», *Obes Rev Off J Int Assoc Study Obes*, 2020, 21(1): e12953. doi: 10.1111/obr.12953

GBD 2019 RISK FACTORS COLLABORATORS, «Global burden of 87 risk factors in 204 countries and territories, 1990-2019: a systematic analysis for the Global Burden of Disease Study 2019», *Lancet Lond Engl*, 2020, 396(10258), pp. 1223-1249. doi: 10.1016/S0140-6736(20)30752-2

GHAZI, L., BELLO, N. A., «Hypertension in Women Across the Lifespan», *Curr Atheroscler Rep*, 2021, 23(8), p. 43. doi: 10.1007/s11883-021-00941-4

GHISI, G. L. de M., KIM, W. S., CHA, S., *et al.*, «Women's Cardiac Rehabilitation Barriers: Results of the International Council of Cardiovascular Prevention and Rehabilitation's First Global Assessment», *Can J Cardiol*, 2023, 39(11S), pp. S375-S383. doi: 10.1016/j.cjca.2023.07.016

GHISI, G. L. de M., SUPERVIA, M., TURK-ADAWI, K., *et al.*, «Women-Focused Cardiac Rehabilitation Delivery Around the World and Program Enablers to Support Broader Implementation», *CJC Open*, 2024, 6(2Part B), pp. 425-435. doi: 10.1016/j.cjco.2023.10.008

GODSLAND, I. F., CROOK, D., SIMPSON, R., *et al.*, «The effects of different formulations of oral contraceptive agents on lipid and carbohydrate metabolism», *N Engl J Med*, 1990, 323(20), pp. 1375-1381. doi: 10.1056/NEJM199011153232003

GOYA, M., MISERACHS, M., SUY FRANCH, A., *et al.*, «Consensus document of the Spanish Society of Obstetrics and Gynecology (SEGO) and the Spanish Interdisciplinary Committee for Vascular Prevention (CEIPV). Opportunity window: vascular risk prevention in women. Adverse pregnancy outcomes and risk of vascular disease [Documento de consenso de la Sociedad Española de Obstetricia y Ginecologia (SEGO) y el Comité Español Interdisciplinario para la Prevención Vascular (CEIPV). Ventana de oportunidad: prevención del riesgo vascular en la mujer. Resultados adversos del embarazo y riesgo de enfermedad vascular]», *Rev Esp Salud Publica*, 2023, 97: e202310084

GRANDI, S. M., FILION, K. B., YOON, S., et al., «Cardiovascular Disease-Related Morbidity and Mortality in Women With a History of Pregnancy Complications», Circulation, 2019, 139(8), pp. 1069-1079. doi: 10.1161/CIRCULATIONAHA.118.036748

HAUG, E. B., HORN, J., MARKOVITZ, A. R., et al., «Life Course Trajectories of Cardiovascular Risk Factors in Women With and Without Hypertensive Disorders in First Pregnancy: The HUNT Study in Norway», J Am Heart Assoc, 2018, 7(15): e009250. doi: 10.1161/JAHA.118.009250

HYUN, K. K., REDFERN, J., PATEL, A., et al., «Gender inequalities in cardiovascular risk factor assessment and management in primary healthcare», Heart, 2017, 103(7), pp. 492-498. doi10.1136/heartjnl-2016-310216

INSTITUTE FOR HEALTH METRICS AND EVALUATION (SEATTLE, WA, USA), «Global Burden of Disease Collaborative Network. Global Burden of Disease Study 2019 (GBD 2019) results», 2020: http://ghdx.healthdata.org/gbd-results-tool

JIMÉNEZ-QUEVEDO, P., ALONSO-MARTÍN, C., CAMPUZANO RUIZ, R., GUZMÁN-MARTÍNEZ, G., PEDREIRA PÉREZ, M., SAMBOLA, A., «Cardiovascular disease in women: Do we need new diagnostic and therapeutic strategies?», Kardiol Pol, 2023, 81(4), pp. 338-349. doi: 10.33963/KP.a2023.0051. Epub 2023 Mar 5.

JIN, X., CHANDRAMOULI, C., ALLOCCO, B., et al., «Women's Participation in Cardiovascular Clinical Trials From 2010 to 2017», Circulation, 2020, 141(7), pp. 540-548. doi: 10.1161/CIRCULATIONAHA.119.043594

KARADAS, B., UYSAL, N., EROL, H., et al., «Pregnancy outcomes following maternal exposure to statins: A systematic review and meta-analysis», Br J Clin Pharmacol, 2022, 88(9), pp. 3962-3976. doi: 10.1111/bcp.15423

KARALIS, D. G., WILD, R. A., MAKI, K. C., et al., «Gender differences in side effects and attitudes regarding statin use in the Understanding Statin Use in America and Gaps in Patient Education (USAGE) study», J Clin Lipidol, 2016, 10(4), pp. 833-841. doi: 10.1016/j.jacl.2016.02.016

KHAN, S. U., KHAN, M. Z., RAGHU SUBRAMANIAN, C., et al., «Participation of Women and Older Participants in Randomized Clinical Trials of Lipid-Lowering Therapies: A Systematic Review», JAMA Netw Open, 2020, 3(5): e205202. doi: 10.1001/jamanetworkopen.2020.5202

KIM, J., MUNSTER, P. N., «Estrogens and breast cancer», Ann Oncol. 2025;36(2):134-148. doi: 10.1016/j.annonc.2024.10.824

KYRIACOU, H., AL-MOHAMMAD, A., MUEHLSCHLEGEL, C., et al., «The risk of cardiovascular diseases after miscarriage, stillbirth, and induced abortion: a systematic review and meta-analysis», Eur Heart J Open, 2022, 2(5): oeac065. doi: 10.1093/ehjopen/oeac065

LALA, A., TAYAL, U., HAMO, C. E., et al., «Sex Differences in Heart Failure», J Card Fail, 2022, 28(3), pp. 477-498. doi: 10.1016/j.cardfail.2021.10.006

LAU, E. S., BRAUNWALD, E., MURPHY, S. A., et al., «Potent P2Y12 Inhibitors in Men Versus Women: A Collaborative Meta-Analysis of Randomized Trials», J Am Coll Cardiol, 2017, 69(12), pp. 1549-1559. doi: 10.1016/j.jacc.2017.01.028

LIM, S., LI, W., KEMPER, J., et al., «Biomarkers and the Prediction of Adverse Outcomes in Preeclampsia: A Systematic Review and Meta-analysis» Obstet Gynecol, 2021, 137(1), pp. 72-81. doi: 10.1097/AOG.0000000000004149

LINCOFF, A. M., BROWN-FRANDSEN, K., COLHOUN, H. M., et al., «Semaglutide and Cardiovascular Outcomes in Obesity without Diabetes», N Engl J Med, 2023, 389(24), pp. 2221-2232. doi: 10.1056/NEJMoa2307563

LINDLEY, K. J., BAIREY MERZ, C. N., DAVIS, M. B., et al., «Contraception and Reproductive Planning for Women With Cardiovascular Disease: JACC Focus Seminar 5/5», J Am Coll Cardiol, 2021, 77(14), pp. 1823-1834. doi: 10.1016/j.jacc.2021.02.025

LOBO, R. A., «Hormone-replacement therapy: current thinking», Nat Rev Endocrinol, 2017, 13(4), pp. 220-231. doi: 10.1038/nrendo.2016.164

MAAS, A. H. E. M., ROSANO, G., CIFKOVA, R., et al., «Cardiovascular health after menopause transition, pregnancy disorders, and other gynaecologic conditions: a consensus document from European cardiologists, gynaecologists, and endocrinologists», Eur Heart J, 2021, 42(10), pp. 967-984. doi: 10.1093/eurheartj/ehaa1044

MACH, F., BAIGENT, C., CATAPANO, A. L., et al., «2019 ESC/EAS Guidelines for the management of dyslipidaemias: lipid modification to reduce cardiovascular risk», Eur Heart J, 2020, 41(1), pp. 111-188. doi: 10.1093/eurheartj/ehz455

MARTÍNEZ-GONZÁLEZ, M. Á., HERNÁNDEZ HERNÁNDEZ, A., «Effect of the Mediterranean diet in cardiovascular prevention», Rev Espa-

nola Cardiol (Engl. ed.), 2024, 77(7), pp. 574-582. doi: 10.1016/j.
rec.2024.01.006

McCarthy, H. D., Cole, T. J., Fry, T., *et al.*, «Body fat reference curves for
children», *Int J Obes* 2005, 2006, 30(4), pp. 598-602. doi: 10.1038/
sj.ijo.0803232

McEvoy, J. W., McCarthy, C. P., Bruno, R. M., *et al.*; ESC Scientific Document Group, «2024 ESC Guidelines for the management of eleva-
ted blood pressure and hypertension», *Eur Heart J*, 2024, 45(38),
pp. 3912-4018.

Mendelsohn, M. E., Karas, R. H., «The Protective Effects of Estrogen
on the Cardiovascular System» (Epstein, F. H. ed.), *N Engl J Med*,
1999, 340(23), pp. 1801- 1811. doi: 10.1056/NEJM199906103402306

Mendoza, N., Juliá, M. D., Galliano, D., *et al.*, «Spanish consensus on
premature menopause», *Maturitas*, 2015, 80(2), pp. 220-225. doi:
10.1016/j.maturitas.2014.11.007

Mendoza, N., Ramírez, I., De la Viuda, E., *et al.*, «Eligibility criteria for
Menopausal Hormone Therapy (MHT): a position statement from
a consortium of scientific societies for the use of MHT in women
with medical conditions. MHT Eligibility Criteria Group», *Maturitas*, 2022, 166, pp. 65-85. doi: 10.1016/j.maturitas.2022.08.008

Ministerio de Sanidad, «Análisis con perspectiva de género de los
registros sobre la enfermedad cardiovascular contenidos en la
Base de Datos Clínicos de Atención Primaria», *BDCAP-series4*,
2022: *https://www.sanidad.gob.es/estadEstudios/estadisticas/estadisticas/est-
Ministerio/SIAP/Analisis_Persp_Genero_Cardiovascular_BDCAP.pdf*

Muscogiuri, G., Verde, L., Vetrani, C., *et al.*, «Obesity: a gender-view»,
J Endocrinol Invest, 2024, 47(2), pp. 299-306. doi: 10.1007/s40618-
023-02196-z

Pijuan-Domènech, A., Baró-Mariné, F., Rojas-Torrijos, M., *et al.*, «Use-
fulness of progesterone-only components for contraception in
patients with congenital heart disease», *Am J Cardiol*, 2013, 112(4),
pp. 590-593. doi: 10.1016/j.amjcard.2013.04.027

Raparelli, V., Elharram, M., Moura, C. S., *et al.*, «Sex Differences in
Cardiovascular Effectiveness of Newer Glucose-Lowering Drugs
Added to Metformin in Type 2 Diabetes Mellitus», *J Am Heart
Assoc*, 2020, 9(1): e012940. doi: 10.1161/JAHA.119.012940

REGITZ-ZAGROSEK, V., ROOS-HESSELINK, J. W., BAUERSACHS, J., *et al.*, «2018 ESC Guidelines for the management of cardiovascular diseases during pregnancy», E*ur Heart* J, 2018, 39(34), pp. 3165-3241. doi: 10.1093/eurheartj/ehy340

REY-BRANDARIZ, J., GUERRA-TORT, C., LÓPEZ-MEDINA, D. C., *et al.*, «Mortality attributable to secondhand smoke exposure in the autonomous communities of Spain», *Rev Espanola Cardiol* (Engl. ed.), 2024, 77(11), pp. 912-918. doi: 10.1016/j.rec.2024.02.019

ROSANO, G. M. C., STOLFO, D., ANDERSON, L., *et al.*, «Differences in presentation, diagnosis and management of heart failure in women. A scientific statement of the Heart Failure Association of the ESC», *Eur J Heart Fail*, 2024, 26(8), pp. 1669-1686. doi: 10.1002/ejhf.3284

SAFWAN, N., SAADEDINE, M., BAIREY MERZ, C. N., *et al.*, «Polycystic ovary syndrome and cardiovascular risk: asking the right questions», *Eur J Prev Cardiol*, 2024, 31(13), pp. 1571-1573. doi: 10.1093/eurjpc/zwae159. PMID: 38720649

SAMBOLA, A., ANGUITA, M., GINÉ, M., «Is There a Gender Gap in Spanish Cardiology?», *Rev Esp Cardiol* (Engl. ed.), 2019, 72(3), pp. 195-197.

SAMBOLA, A., ANGUITA, M., GUZMÁN, G., *et al.*, «Gender Differences in the Professional Lives of Cardiologists in 70 Spanish Hospitals», *Rev Esp Cardiol* (Engl. ed.), 2019, 72(3), pp. 272-274. English, Spanish. doi: 10.1016/j.rec.2018.08.013

SAMBOLA, A., CAMPUZANO, R., CASTRO, A., *et al.*, «Primary and secondary cardiovascular prevention through life cycles in women. Consensus document of the SEC-GT CVD in Women, ACP- SEC, SEGO, AEEM, SEEN, semFYC, SEMERGEN, AEP, and AEM», *Rev Esp Cardiol* (Engl. ed.), 2025: S1885-5857(25)00022-2

SAMBOLA, A., ELOLA, F. J., FERREIRO, J. L., *et al.*, «Impact of sex differences and network systems on the in-hospital mortality of patients with ST-segment elevation acute myocardial infarction», *Rev Esp Cardiol* (Engl. ed.), 2021, 74(11), pp. 927-934.

SAMBOLA, A., HALVORSEN, S., ADLAM, D., *et al.*, «Management of cardiac emergencies in women: a clinical consensus statement of the Association for Acute CardioVascular Care (ACVC), the European Association of Percutaneous Cardiovascular Interventions (EAPCI), the Heart Failure Association (HFA), and the European Heart

Rhythm Association (EHRA) of the ESC, and the ESC Working Group on Cardiovascular Pharmacotherapy», *Eur Heart J Open*, 2024, 4(2): oeae011

SAMBOLA, A., RODRÍGUEZ-PADIAL, L., BERNAL, J. L., *et al.*, «Gender and ST-elevation myocardial infarction», *Rev Esp Cardiol* (Engl. ed.), 2021, 74(8), p. 724. English, Spanish. doi: 10.1016/j.rec.2020.09.030. Epub 2020 Dec 2. PMID: 33279416

SAMBOLA, A., DEL BLANCO, B. G., KUNADIAN, V., VOGEL, B., CHIEFFO, A., VIDAL, M., RATCOVICH, H., BOTTI, G., WILKINSON, C., MEHRAN, R., «Sex-based Differences in Percutaneous Coronary Intervention Outcomes in Patients with Ischaemic Heart Disease», *Eur Cardiol.* 2023 Mar 2;18:e06. doi: 10.15420/ecr.2022.24.SMITH, J. R., THOMAS, R. J., BONIKOWSKE, A. R., *et al.*, «Sex Differences in Cardiac Rehabilitation Outcomes», *Circ Res*, 2022, 130(4), pp. 552-565. doi: 10.1161/CIRCRESAHA.121.319894

TAMARGO, J., CABALLERO, R., DELPÓN, E., «Sex-related differences in the pharmacological treatment of heart failure», *Pharmacol Ther*, 2022, 229:107891. doi: 10.1016/j.pharmthera.2021.107891

TOBIAS, D. K., STUART, J. J., LI, S., *et al.*, «Association of History of Gestational Diabetes With Long-term Cardiovascular Disease Risk in a Large Prospective Cohort of US Women», *JAMA Intern Med*, 2017, 177(12), pp. 1735-1742. doi: 10.1001/jamainternmed.2017.2790

TRUONG, Q. A., MURPHY, S. A., MCCABE, C. H., *et al.*; TIMI STUDY GROUP, «Benefit of intensive statin therapy in women: results from PROVE IT- TIMI 22», *Circ Cardiovasc Qual Outcomes*, 2011, 4(3), pp. 328-336. doi: 10.1161/CIRCOUTCOMES.110.957720

US PREVENTIVE SERVICES TASK FORCE; KRIST, A. H., DAVIDSON, K. W., *et al.*, «Interventions for Tobacco Smoking Cessation in Adults, Including Pregnant Persons: US Preventive Services Task Force Recommendation Statement» JAMA, 2021, 325(3), pp. 265-279. doi: 10.1001/jama.2020.25019

VISSEREN, F. L. J., MACH, F., SMULDERS, Y. M., *et al.*, «2021 ESC Guidelines on cardiovascular disease prevention in clinical practice», *Eur Heart J*, 2021, 42(34), pp. 3227-3337. doi: 10.1093/eurheartj/ehab484

VOGEL, B., ACEVEDO, M., APPELMAN, Y., *et al.*, «The Lancet women and cardiovascular disease Commission: reducing the global burden by 2030», *Lancet*, 2021, 397(10292), pp. 2385-2438.

WORLD HEALTH ORGANIZATION, WHO *Global Report on Trends in Prevalence of Tobacco Use 2000–2025, third edition*, 2019: *https://escholarship.org/uc/item/0z43b5dv*

WU, P., HATHTHOTUWA, R., KWOK, C. S., *et al.*, «Preeclampsia and Future Cardiovascular Health: A Systematic Review and Meta-Analysis», *Circ Cardiovasc Qual Outcomes*, 2017, 10(2): e003497. doi: 10.1161/CIRCOUTCOMES.116.003497